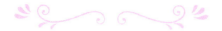

もう実習で困らない！

患者とのコミュニケーション

押さえておきたい**基本**
と
患者の個別性にあった**応対術**

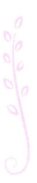

サイオ出版

■ 文／松崎有子

■ 編集協力
白田久美子　西九州大学看護学部看護学科教授
（第1章〜第6章、第11章）

斎藤一江　元・市立大津市民病院付属看護専門学校副学校長
（第7章〜第10章、第12章）

■はじめに

「最近の学生は患者さんとコミュニケーションをとるのが苦手ですね」という声を病院の実習指導者からよく聞きます。学生自身も、「患者さんにどのような言葉をかければいいのかわからない」と悩んだり、「患者さんからケアを拒否された」と落ち込むことが多いのではないでしょうか。

　ほとんどの患者は学生よりもずいぶん年上で、しかも疾患による精神的・肉体的苦痛を抱えています。2～3週間というわずかな実習期間に、初対面の患者とコミュニケーションをとるのは、学生にとっては難しいことかもしれません。しかし、患者にかかわっていかなければ看護は始まりません。

　本書では、どのような疾患の患者にかかわるときにも必要なコミュニケーション・スキルを解説したうえで、領域ごとに特徴的な患者の心理とその対応術をまとめました。また、患者の状況をイメージしやすいように、ケースを設定してコミュニケーションの図り方を紹介しています。

　患者の性格や生活背景はさまざまですし、疾患の種類や程度も患者によって異なります。そのため、本書に記した対応術が、どの患者にも通用するとはかぎりません。しかし、患者の心理を理解したり、コミュニケーションをとるときの参考になるはずです。実習が始まる前や、患者とのコミュニケーションに困ったとき、本書を開いてかかわり方を考えてみてください。

　同時に、「どうすれば患者を援助できるだろうか」と一生懸命に考えることを忘れないでください。学生は、「情報収集をしなければ」「実習記録を書かなければ」と、実習を進めることに集中しがちですが、それではコミュニケーションはとれません。患者を大切に思い、愛情を注ぐことが何よりも大切です。その気持ちが患者に伝わり、コミュニケーション・スキルが伴っていれば、きっとうまくコミュニケーションをとれるようになると思います。

　患者とのコミュニケーションは、看護を実践するうえで欠かすことができないものです。皆さんが、患者とうまくコミュニケーションをとれる看護師に育つことを願っています。

●目　次●

第1章
コミュニケーション・スキルを身につけよう … 7
- 1. コミュニケーション・スキルの必要性 … 8
- 2. 患者と接するときの基本（マナー） … 9
- 3. 非言語的コミュニケーション・スキル … 10
- 4. 言語的コミュニケーション・スキル … 11
- 5. ロール・プレイングでスキルを習得しよう … 15

第2章
情報収集とケアを実施する時のコミュニケーション・スキル … 17
- 1. 情報収集のときのコミュニケーション・スキル … 18
- 2. ケアを実施するときのコミュニケーション・スキル … 21

第3章
慢性疾患の患者とのコミュニケーション … 23
- 1. 生活指導が必要な患者 … 24
  - ケース　教育入院をしている糖尿病患者 … 28
- 2. 生活行動の変更を余儀なくされる患者 … 31
  - ケース　透析が必要になった患者 … 34

第4章
術前・術後の患者とのコミュニケーション … 37
- 1. 術前の患者 … 38
  - ケース　乳房切除術を受ける乳がん患者 … 43
- 2. 術後の患者 … 45
  - ケース　直腸切除術を受け、ストーマを造設した患者 … 48

第5章
リハビリテーションを行う患者とのコミュニケーション … 51
- 障害を受容するまでの心理プロセス … 52
  - ケース 脳梗塞を起こし、右片麻痺が残った患者 … 58
  - ケース 脊髄損傷によって下肢が麻痺した患者 … 60

第6章
終末期にある患者とのコミュニケーション … 63
- 1. 終末期にある患者 … 64
  - ケース 何でも自分でしようとする肝臓がん末期の患者 … 68
- 2. 家族のサポート … 70
  - ケース 妻が24時間付き添っている食道がん末期の患者 … 72

第7章
認知症の患者とのコミュニケーション … 75
- 1. 認知症とは … 76
- 2. 患者の心理と基本的な接し方 … 79
- 3. 行動・心理症状への対応の仕方 … 81
  - ケース 発語がなく、表情が険しい患者 … 84
  - ケース 1人で出て行こうとする患者 … 86

第8章
精神疾患の患者とのコミュニケーション … 89
- 1. 基本的な接し方 … 90
- 2. 精神症状への対応の仕方 … 92
  - ケース 臥床して過ごすことが多いうつ病の患者 … 96
  - ケース 統合失調症の慢性期にある患者 … 98

第9章
患児とのコミュニケーション ……………………………………………… 101
1. 発達段階ごとのコミュニケーションの特性 ………………………………… 102
2. 患児が抱えているストレスや不安 …………………………………………… 106
3. 母親や家族のサポート ………………………………………………………… 110
　ケース 急性リンパ性白血病の4歳児 ……………………………………… 112
　ケース ネフローゼ症候群の10歳児 ……………………………………… 114

第10章
妊産褥婦とのコミュニケーション ………………………………………… 117
1. 妊産婦 …………………………………………………………………………… 118
2. 褥婦 ……………………………………………………………………………… 119
　ケース 児に光線療法が必要になり、ショックを受ける褥婦 ……………… 122

第11章
コミュニケーション手段に障害がある患者とのコミュニケーション …… 125
1. 視覚障害がある患者 …………………………………………………………… 126
2. 聴力障害がある患者 …………………………………………………………… 128
3. 言語障害がある患者 …………………………………………………………… 129
4. 人工呼吸器を装着している患者 ……………………………………………… 131

第12章
実習のお悩み Q&A ………………………………………………………… 133
- Q1 実習に遅刻しそうなときは　● Q2 患者さんからプレゼントをもらってはいけませんよね？
- Q3 ナースコールや電話が鳴ったら　● Q4 患者さんからいやらしい言葉をかけられました。
- Q5 受け持ち以外の患者さんからもケアを頼まれる。　● Q6 患者さんにケアを断られた。
- Q7 実習指導者の方とのコミュニケーションに悩んでしまいます。

第1章

コミュニケーション・スキルを身につけよう

コミュニケーション・スキルは、看護を行ううえで欠かせない技術です。大きく「非言語的コミュニケーション・スキル」と「言語的コミュニケーション・スキル」に分けることができます。それらのスキルと、患者と接するときの基本を押さえておきましょう。

1. コミュニケーション・スキルの必要性

看護師に必要な技術の1つに、「コミュニケーション技術（スキル）」があります。これは、患者との関係を発展させ、信頼関係を築くために用いるコミュニケーションの技法です。

コミュニケーションとは、送り手がメッセージを伝達すると、受け手がそれに対する反応を返す相互的な交流です。私たちは、日常生活のなかでも、周囲の人とコミュニケーションをとっています。その時も、相手と良好な関係を保つためにはコミュニケーション・スキルが必要です。たとえば、①にこやかに挨拶を交わす、②間違ったことをしたときには素直に謝る、③相手の話を最後まで聴く、などです。

患者と看護師の間では、これらのスキルに加え、さらに専門的なスキルが必要です。なぜなら、患者はケアを必要としている人であり、看護師はケアを提供する人だからです。患者と良好な関係を保つことはもちろん必要ですが、さらに関係を発展させて信頼関係を築かなければケアに結びつきません。

つまり、必要な援助を導き出したり、円滑に援助を行ったりするために、専門的なコミュニケーション・スキルを用いてコミュニケーションをとる必要があるのです。

それでは、コミュニケーションがどのように援助に結びつくのかをみていきましょう。

●患者の緊張を緩和する

患者は疾患をもっているうえに、入院によって病院という新しい環境で生活しなければならず、緊張を強いられています。たとえば、検査や治療に対する緊張、医師に対する緊張、同室者に対する緊張です。そして、看護師に対しても緊張しています。

日常生活のなかで使っている「にこやかに挨拶を交わす」というようなコミュニケーション・スキルによって、患者の緊張を緩和することができ、精神的な安楽につながります。

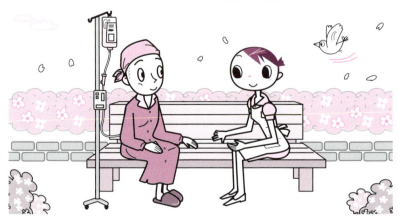

1. コミュニケーション・スキルを身につけよう

●患者を精神的に支える

コミュニケーション・スキルの1つに、「傾聴」「共感」などがあります。これらのスキルは、それ自体で患者を精神的に支えることができます。「傾聴」とは、簡単にいえば、話し手（患者）が「話を聴いてもらった」と感じるように話を聴くこと、つまり相手の立場に立って話を聴くことです。

「共感」とは、話し手（患者）の感情を自分のことのように受け止めることです。

「傾聴」「共感」によって、「自分の気持ちを理解してもらえた」と患者は感じ、それが精神的な支えになります。

●患者が不安を表出できる

コミュニケーションによって患者と看護師の間に信頼関係が形成されてくると、患者はその看護師に対して不安や苦痛を表出できるようになります。逆にいえば、信頼関係が十分に築けていない相手には、不安や苦痛を表出しないということです。

自分に置き換えて考えてみればわかりやすいと思います。悩み事があるとき、あなたが相談する相手は誰でしょう。信頼関係が築けている親友ではないでしょうか。

患者も同じなのです。不安を表出することによって、患者は気持ちを整理することができます。看護師は、そこから必要な援助や患者が求めている援助を導き出すことができます。

※

コミュニケーション・スキルは訓練によって身につけることができ、さらに磨きをかけることができます。

臨地実習で「患者とうまくコミュニケーションがとれない」と悩んでいる学生が多いようですが、日常生活援助などの技術と同じように、学内でロール・プレイングを実施したり、プロセスレコードをとって、コミュニケーション・スキルを習得しましょう。

2. 患者と接するときの基本（マナー）

●身だしなみ

身だしなみで第一印象が決まります。次の点に気をつけましょう。

1 ユニフォーム

清潔であることが第一です。ユニフォームはもちろんのこと、ナース・ストッキングとナース・シューズもこまめに洗ってください。また、下着が透けて見えないように、白かベージュのスリップを身につけるようにしましょう。

2 化粧

化粧は濃すぎないこと。とくにアイラインやマスカラはきつくならないように注意しましょう。

3 髪型

清潔感を与えるように、長い髪は束ねるなどしてすっきりまとめましょう。

最近、髪の毛を染めている学生が少なくありません。自然な茶色程度ならかまいませんが、金髪に近いような色はよくありません。たとえ今の流行でも、患者にはいろいろな年代の人がいます。誰からも信頼を得られるような髪型（色）でなければいけません。

●言葉遣い

敬語を使う、患者を尊重した言葉遣いをする、ということが基本です。

実習が進んで気がゆるんだり、患者と親しくなると、言葉遣いが乱れがちです。次の点に気をつけ、けじめをつけることを忘れないようにしましょう。

① 高齢者を「おじいちゃん」「おばあちゃん」と呼ばない。

親しみを込めているつもりかもしれませんが、「○○さん」ときちんと名前を呼びましょう。

② 小児以外の患者に「～しましょうね」などの幼児言葉を使わない。

たとえ自立度が低下していても、患者は子どもではありません。このような言葉遣いは、患者を尊重しているとはいえません。

③ 「～してください」と指示形の言葉より、「～していただけますか」と依頼形の言葉を使う。

「～してください」と言われると、命令されているような感じを受けます。それよりも「～していただけませんか」と言うほうが表現がやわらかく、好感がもてます。

④ 「清拭」などの専門用語を使わない。

患者には何のことかわからないうえ、不安を与える可能性もあります。相手にわかりやすい言葉を用いましょう。

⑤ 「バクスイ（爆睡）」「チョー〜」などの若者言葉を使わない。

同年代の患者の場合は、若者言葉を使うことがコミュニケーションをとる糸口になるかもしれませんが、それ以外の患者には通用しません。

●守秘義務とその責任

SNS、ブログ、Twitterなどは、不特定多数の人間が閲覧可能です。記載した内容が予想外の誤解を与えたり、違法行為と判断されることもあります。施設や個人が特定される内容は絶対に記載しないようにしましょう。

3. 非言語的コミュニケーション・スキル

言葉だけがコミュニケーションの手段ではありません。「目は口ほどにものを言う」という諺があるように、ときには、視線や表情が多くを物語ります。非言語的コミュニケーション・スキルをフルに活用しましょう。

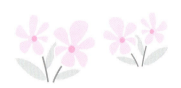

●位置、距離

■ 面接室などで患者と話をする場合

① 距離：大きなテーブルを挟んで座るというように、患者と看護師の距離が離れすぎていると、患者に不安を与えます。距離が近いと心理的な距離も縮まるとともに、「あなたの話を聴きたい」というメッセージを患者に伝えることができます。ただし近づきすぎると、患者に脅威を与える

可能性があります。

② 位置：正面に向かい合って座ると、緊張感が高まります。初対面のときや、患者と関係があまりとれていないときは、90度の向きに座るといいといわれています。

2 患者が臥床している場合

立ったまま上から話しかけると、患者に威圧感を与えます。いすに座るなどして、目線の高さが患者と同じになるようにします。

● 声の調子

看護師がせっかちな話し方をすると、患者は話をしようと思っていてもできません。緊張すると早口になりやすいので、落ち着いてゆっくりと話すように心がけてください。

● 視線、表情

患者の目を見て話をする、話を聴く、というのが基本です。しかし、状況によっては視線を外したほうがいい場合もあります。

話を聴いているときは、うなずきや笑顔などの表情で反応を示します。そうやって「話を聴いていますよ」「あなたの言うことを理解できていますよ」ということを患者に伝えます。

● タッチング

患者の肩や手にそっと触れるタッチングは、看護師の患者に対する愛情や共感、いたわりを示します。状況に応じてタッチングを用いると、信頼関係の形成に有効です。もちろん、かたちだけではなく、気持ちが伴っていなければ患者に伝わりません。

● 沈黙

患者の話が途切れたり、すぐに返事がなくても、返事を促さずにあえて黙っていたほうがよい場合があります。頭の中で考えを整理していたり、混乱していることもあるからです。焦らずに沈黙の時間を共有し、言葉にならない患者の思いを察知することが大切です。

逆に看護師のほうが言葉に詰まったときも、「何か言わなければ」と考えずに、黙っていてもかまいません。

いずれの沈黙の場面でも、視線、表情、タッチングなどで、患者に関心をもっていること、患者の気持ちを理解しようとしていることを伝える必要があります。

4. 言語的コミュニケーション・スキル

言葉を介してコミュニケーションをとるときのスキルです。患者の状況や場面に応じて、効果的に組み合わせて使えるようになりましょう。

● 挨拶・会話導入のスキル

訪室したら、患者の顔を見て、「おはようございます」「こんにちは」とにこやかに挨拶をします。

それでけで明るい雰囲気になりますし、患者の緊張も和らぎます。

挨拶の後は、天候の話や、世間で話題になっていること、あるいは患者が関心をもっていることなどを話し、会話の導入にします。暗いニュースは避け、できるだけ明るいニュースを選びましょう。

例》「今日はいいお天気ですね」
「お昼から雨になるそうですよ」
「今日ジャイアンツが勝てば、優勝が決まりますね」

●質問のスキル

質問には、「閉ざされた質問」と「開かれた質問」があります。

1 閉ざされた質問

患者が「はい」と「いいえ」で答えられる質問です。

例》「昨日はよく眠れましたか」
「食欲はありますか」

速やかに情報収集するには有効な方法ですが、患者にとっては「話ができた」という満足感が得られないこともあります。

2 開かれた質問

患者が自由に答えられる質問です。

例》「どんな具合ですか」
「どうしましたか」

患者の状態を詳しく知ることができ、患者も「話した」という満足感があります。

※

閉ざされた質問ばかりすると、患者の満足感が得られないことがあり、逆に開かれた質問ばかりを続けると、答えるのが苦痛になる場合もあります。患者の表情などを観察しながら、両方をうまく組み合わせて質問しましょう。

●患者の話・感情表現を促すスキル

1 相づち

相づちをうったりうなずいたりし、話をきちんと聴いていることを伝えます。そうすることで、患者は話を続けやすくなります。

例》「そうですか」、「ええ」、「なるほど」

2 言い換え・明確化

患者の話の内容を、別の言葉に言い換えて明確にします。すると患者は、自分のことを理解してもらえたと感じ、話しやすくなります。

例》「○○さんが今お話しされたことは、……ということですね」

※

「言い換え・明確化」によって、話の内容を確認することができるので、「患者の話を解釈してフィードバックするスキル」でもあります。

3 反映

患者の表情や態度を言葉にして伝えます。

例》「今日は少し元気がありませんね」
「何か落ち着かないご様子ですね」

このような言葉かけをすると、患者は「自分のことを気にかけてくれている」と感じ、感情についても話そうとします。

● フィードバックするスキル

次にあげる「繰り返し」「要約」のスキルを使って、患者の話を解釈してフィードバックするのは、①自分の解釈が正しいかどうか確認する、②患者の話を聴いている、理解していることを伝える、③患者自身に、自分の感情や考えをみつめ直してもらう、という目的があります。また、②によって、患者はさらに話を続けたいと思います。

1 繰り返し

患者の話の内容や感情を、そのまま繰り返して返します。

例》 患者「退院後のことを考えると、とても不安で眠れないんです」
看護師「退院後のことが不安で眠れないのですね」

2 要約

患者の話の内容や感情を、要約して伝えます。

例》「×日に入院されてからずっと食欲がなく、○○先生は『大丈夫』だとおっしゃったけれど、手術を受ける体力がないのではないか、と心配されているのですね」

● 患者を支えるスキル

「共感」と「傾聴」はとても重要な技術です。患者の精神面を支えるとともに、信頼関係を築く土台になります。

1 共感（共感的理解）

共感とは、患者の感情や思考を、あたかも自分のことのように受け止めることです。患者の感情や思考のなかには、完全に理解できないこともあると思います。たとえば、小さな子どもをもつがん患者が、「私が亡くなったら子どもはどうなるのか……。心配でたまらない」と訴えても、学生が完全に自分のことのように受け止めるには限界があるでしょう。しかし、そのつらい、悲しいといった気持ちを理解しようとすることが大切です。

共感したら、あるいは理解しようとしたら、そのことを患者に伝える必要があります。「さぞ不安でしょうね」、「とてもつらかったのですね」などと言葉で伝えるのもいいですし、表情やタッチング、黙って側にいる、という非言語的コミュニケーションでも伝えることができます。

共感したことが患者に伝わると、「自分の感情をわかってくれた」「自分は孤独ではない」という安心感をもたらします。

2 傾聴

傾聴とは、患者が話終わった後に、「話を聴いてもらった」「自分のことをわかってもらえた」と感じるように、積極的に患者の言葉に耳を傾けることです。

傾聴することによって、患者は気持ちを整理したり問題をみつめ直すことができます。

傾聴の原則は次のとおりです。

① 共感しながら、相手の立場に立って話を聴く。

② 患者の話を自分の価値で判断して回答せず、最後まで聴く。

たとえば、虫垂炎の手術を受ける患者が「手術がうまくいくかどうか不安だ」と話したことに対して、「簡単な手術ですから心配しなくても大丈夫ですよ」と答えるのはよくありません。「虫垂炎の手術は簡単だ」というのは自分の価値判断です。簡単な手術であることが事実だとしても、患

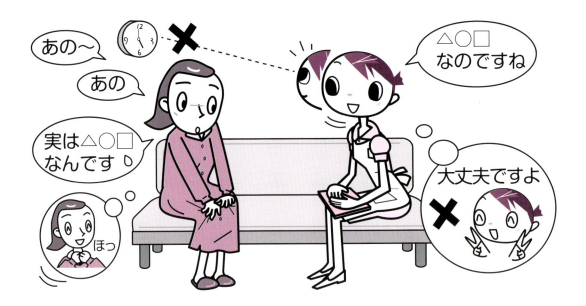

者は不安を感じているのですから、まず、どのような不安か最後まで聴くことが大切です。

③ 患者の話を妨害しない。

「でも」「そうですか？」などの言葉を挟むと、相手の話を否定していることになり、患者は話を続けられません。また、不用意に時計に目をやったり、落ち着きのない態度をとらないように注意しましょう。

④ 関心をもって話を聴いていることを伝える。

患者の言葉に応じて、表情を変化させる、うなずく、相づちを打つ、同じ言葉を繰り返すといったスキルを使い、関心をもって聴いていることを伝えます。

例》「昨日は積極的に退院指導を受けておられましたね」
「3日前は1mしか歩けなかったのに、今日は5mも歩けましたね。すごい！」

2 支援していることを伝える

患者を支援していく姿勢や体制があることを伝えます。孤独で不安な患者にとって、支援は大きな安心感につながります。

例》「一緒に頑張りましょう」
「私にできることは何でもしますよ。遠慮なくおっしゃってください」
「大丈夫ですよ。安心して任せてください」

●患者を励ますスキル

1 よい点やよい変化をフィードバックする

患者の言葉や行動、考え方に対して、よい点やよい変化を言葉にして伝えます。そうすると安心感を得られたり、自身をもつことができ、治療に前向きになれます。

5. ロール・プレイングでスキルを習得しよう

ロール・プレイングとは、役割（ロール）を演じる（プレイング）模擬的な体験です。コミュニケーション・スキルの習得に効果的なので、学内で実施してみましょう。

● 実施法

1 事例を用意する

患者の年齢、職業、病名、入院までの経過、場面を設定します。

2 役割を決める

患者役、看護師役、進行役を決めます。残りの参加者は観察者です。

3 実施する

看護師役は、どのように対応するか、あらかじめイメージしておきます。患者役は、できるだけ患者になりきります。観察者は、患者役と看護師役の非言語的メッセージをとくに観察します。時間は1回、5～10分程度が適当です。

4 振り返り

最も重要なのが、参加者全員でロール・プレイングで感じたことなどを話し合う振り返りです。

患者役は、看護師役のどんな言動に感情が動いたか、どんな気持ちになったのかを伝えます。

看護師役は、どのようにかかわろうとしたか、コミュニケーション・スキルを使用できたか、感情はどのように動いたかを振り返ります。

観察者は、患者役と看護師役の非言語的コミュニケーションに焦点を当て、「あのとき、どのような気持ちだったか」などを質問します。そのことによって、患者役・看護師役はそのときの気持ちに気がつきます。

※

看護師役は、コミュニケーション・スキルの練習になるとともに、自分の傾向を知る機会になります。一方、患者役は、看護師の言動によって患者にどのような気持ちが生じるのかがわかり、患者の理解が深まります。観察者は、他の人の接し方やコミュニケーション・スキルをみることが学びになります。

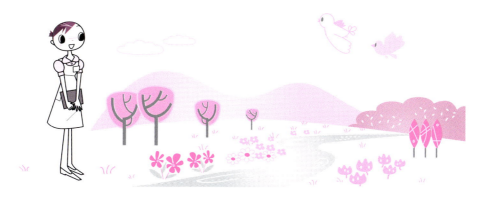

第 2 章

情報収集とケアを実施する時のコミュニケーション・スキル

情報収集とケアを実施するときのコミュニケーション・スキルは、どのような疾患の患者にも必要です。また、「今は疲れているから後にして」などと、患者から拒否されることが多いのも、これらの場面ではないでしょうか。
　患者から拒否されないためにも、これらの場面でのコミュニケーション・スキルを身につけておきましょう。

1. 情報収集のときのコミュニケーション・スキル

● 焦らない

　実習は2～3週間という短い期間で、看護過程を展開しなければいけません。情報収集が看護過程の第一歩になるため、学生は「早く情報収集をしなければ」と焦ってしまいます。

　しかし、実習が始まったばかりの頃は信頼関係が築けていないので、患者がこちらの質問に答えてくれないことがあっても当然です。患者の気持ちを受け止め、まず先に信頼関係を築くことを心がけましょう。

● 質問攻めにしない

　「……はどうですか。～はどうですか」というように一方的に質問すると、患者は尋問を受けているように感じてしまいます。患者の感情や話を促すスキルも取り入れながら情報収集しましょう。「開かれた質問」と「閉じられた質問」をうまく組み合わせることも必要です。

> 例》　学生「よく眠れましたか？」
> 　　　患者「いいえ、あまり眠れませんでした」
> 　　　学生「眠れなかったのですか。それはつらいですね……」

● 理由を問いつめない

　「なぜですか？」「どうしてですか？」など、理由を問いかける質問を繰り返さないように注意しましょう。なぜなら、理由を聴くことに集中してしまいますし、患者のほうも問いつめられているような気持ちになります。

　また、患者自身にも理由がわからない場合があるので、答えに困ってしまいます。

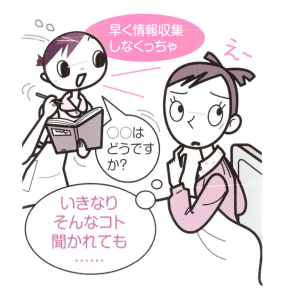

2. 情報収集とケアを実施するときのコミュニケーション・スキル

●環境を整える

プライバシーかかわるような内容や、込み入った内容の話を聴くときは、ほかの患者がいなくて、落ち着いて話ができる場所を選びましょう。

たとえば、カンファレンス・ルームや談話室を利用したり、あるいは散歩に誘って話を聴くのもよいでしょう。

●患者の状況を考える

患者の容態が悪いときや疲れているときなどは、無理に質問しようとしてはいけません。仮に答えてくれても、患者に負担をかけることになります。そのような場合は、症状の観察と援助に専念しましょう。

観察することで、客観的情報を得ることができます。

●ケアをしながら情報収集

患者の状態が安定しているときは、援助しながら情報収集を行いましょう。

とくに清潔ケアは爽快感を得られるので患者は話しやすくなり、信頼関係を築く機会にもなります。

●質問する理由を伝える

必要な援助を導き出すために情報収集を行います。しかし、それが援助とどう関係するのか患者にはわからないことがあるため、「何でそんなことにまで答えないといけないんだ」と思ってしまいます。

ですから、なぜこの質問をするのか、その理由を伝えましょう。

> 例》「術後はしばらく入浴できないので、○○さんの習慣に合わせて、ベッド上で洗髪させていただこうと思っています。入院前は週に何回くらい髪を洗っていたか、教えていただけませんか」

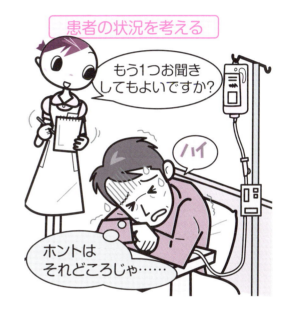

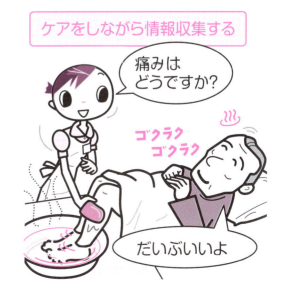

●得た情報からアプローチ

さまざまな質問に答えても、それが安楽などにつながらないと、患者は答える気持ちが失せてしまいます。得た情報からアプローチしてみましょう。

例》学生「お通じはありますか？」
患者「もう3日もなくて、おなかが張って何だか気持ち悪いんです」
学生「それは気持ち悪いでしょうね。お通じがあるように、おなかをマッサージしてみましょうか」

Column

■個人情報の取り扱いに注意！

情報収集やカルテなどから得た患者の個人情報は、不用意に漏らしてはいけません。これは言うまでもないことですが、2005年4月から施行された「個人情報保護法」に伴い、さらに注意が求められています。
実習記録の取り扱いについては、①安易にコピーしない、②院外への持ち出しは原則禁止、③作成にパソコンなどを使用するとデータが残るため、個人の電子媒体の使用は避ける、などが学校で指導されていることでしょう。学生はこれらの指導に従って適切に取り扱い、また、①電車の中などで、友達と受け持ち患者の話をしない、②ホームページなどに受け持ち患者のことを書かない、ということにも注意してください。

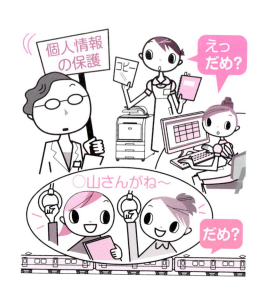

2. ケアを実施するときのコミュニケーション・スキル

●確実な看護技術を提供する

患者に苦痛を与えない確実な技術を提供することが大前提です。技術が未熟では、いくらコミュニケーション・スキルを身につけていても、「あの学生は、いい子なんだけどね……」で終わってしまい、信頼関係を築くことはできません。

●精神的苦痛を理解する

本来なら自分でできるセルフケアを、他人に依存しなければいけないことほどつらいことはありません。若い学生に身体を拭いてもらったり、排泄の援助をしてもらったりすることに恥ずかしさもあります。

患者はこのような精神的苦痛を感じながらケアを受けている、ということをまず理解しておきましょう。

●患者の意向を聴く

学生が考えている援助と患者の欲求は、必ずしも同じではありません。患者の欲求は一人ひとり異なるので、その患者の欲求に応じた援助を提供することが大切です。

援助を実施する前は、必ず目的と方法を説明し、患者の意向を聴きましょう。いくつかの方法がある場合は、患者に選択してもらいます。

このような患者を尊重した対応が、信頼関係の形成に結びつきます。

●依頼形の言葉を使う

「〜していただけますか」という依頼形の言葉を使うことも、患者を尊重し、自己決定を促すことになります。

「〜してください」という命令形の言葉を使うと患者の意志を無視することになります。

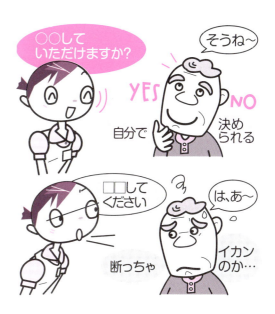

●依存していると思わせない

患者が自分でできるところは、患者自身で行ってもらい、依存していると思わせない場面をつくります。自立にもつながりますし、「依存している」という感情が起こりにくくなります。

患者に行ってもらうときも、患者を尊重した言葉遣いを心がけましょう。

例》「ご自分でお顔を拭いてもらってもいいですか。助かります」

第3章

慢性疾患の患者とのコミュニケーション

慢性疾患の患者は、生涯その病気と付き合っていかなければなりません。多くの場合、食事療法、運動療法、禁煙・禁酒、指導により、生活習慣の変更が必要になります。
　ところが、それらを継続して実践することは容易ではありません。実践できたとしても病状が進行し、生活行動の変更が余儀なくされることもあります。糖尿病ではインスリンの自己注射、慢性腎不全では人工透析、慢性呼吸不全では在宅酸素療法です。
　「生活指導が必要な患者」と「生活行動の変更を余儀なくされる患者」の2つに分けて、患者の心理と対応術を考えてみましょう。

1. 生活指導が必要な患者

● 疾患や入院にショック

　生活指導を受ける患者には、生活指導そのものを目的に教育入院している患者や、治療と同時に生活指導を受けている患者がいます。いずれの患者も初めての入院では、○○病と診断されたことや、「入院」という事態に至ったことに少なからずショックを受けています。

　これまでに健康診断で「血糖値がやや高い」などと注意を促されていたり、通院しながら治療を受けていた患者もいるでしょう。そのような患者でも、「入院することはないだろう」という気持ちがどこかにあったのです。

　また、家族や会社のことも気がかりです。サラリーマンなら、自分の仕事を他の社員がカバーしなくてはなりませんから「申し訳ない」という気持ちがあったり、自営業者なら「自分がいなくて大丈夫だろうか」という心配があるでしょう。また、小さな子どもをもつ主婦なら、「寂しい思いをしているだろうなあ」「勉強しているだろうか」など、まず子どものことが心配です。自分の代わりに家事を引き受けている夫や親に対して、「迷惑をかけている」「申し訳ない」という思いもあります。

▶ 対応術

患者の気持ちを受け止めよう

　学生は、はりきってパンフレットをつくって生活指導に当ろうとしますが、まずは患者の気持ちを理解することが大切です。

　入院したばかりの頃は、「なぜ、こんなことになってしまったのだろう」というショックや、家族・会社への心配や負い目から、気持ちが混乱しています。そのため、生活指導に耳を傾けてくれなかったり、ときには怒りをぶつけられることがあるかもしれません。そうなると学生は、「私のどこがいけなかったのだろう」「私は嫌われているのだろうか」と考え、訪室するのがつらくなってくるでしょう。しかし、「患者の思いに考慮しなければ」看護は始まりません。

　「お子さんのことが心配でしょうね」「仕事のことが気がかりなんですか」などと気持ちをくみ取った言葉をかけ、患者の感情を受け止めましょう。

● 生活や合併症への不安

　入院した当初から、「これから自分はどうなるのだろう」と患者は漠然とした不安をもっています。治療食や生活指導が始まると、さらにさまざまな不安が出現します。代表的なものは、退院後

3. 慢性疾患の患者とのコミュニケーション

の生活や合併症に対する不安です。

たとえば糖尿病教室では、カロリー計算の仕方を教えられ、「糖尿病性網膜症で失明したり、神経障害で足が壊疽になって切断することもある」と合併症の話を聞かされています。そうすると、「食事療法や運動療法が続けられるだろうか」「でも、続けないと網膜症になるかもしれない」「もし失明するようなことになればどうしよう……」などの不安を抱くようになります。

対応術

不安を表出しやすい言葉かけをしよう

患者は不安をもっていても、自分から言葉にすることはなかなかできないものです。まして、信頼関係が十分に築けていない段階では、患者から不安を表出することはまずありません。しかし、不安を抱えたままでは、治療に専念できません。

学生は、患者が不安を表出しやすいような言葉かけをしてみましょう。そのときに大切なことは、患者の気持ちに寄り添うこと。そして、できるだけ糖尿病教室などに同行し、患者の状況をとらえたうえで話しかけることです。

具体的にはどんな言葉？

たとえば、「○○さん、糖尿病教室の先生の話、少し難しかったですね」と話しかけ、会話の糸口をつかみます。すると、そこから話が発展していき、「カロリー計算なんて、とてもできそうにないよ」などと話されることがあります。あるいは、「○○さん、先生は毎日30分歩きなさい、とおっしゃっていましたね。でも毎日となると大変ですよね？ 続けられるかどうか不安ではありませんか？」と聞いてみてもいいでしょう。

患者が不安を表出するようになれば、しっかり耳を傾けます。そうすると、「この学生は私のことを心配してくれている」と患者は感じ、信頼してくれるようになります。

ココがポイント！

すぐに不安を表出されることはないかもしれませんが、表情や行動などに何らかの反応があるはずです。そこから、少しずつコミュニケーションをとっていきましょう。

糖尿病とかかわりの深いインスリンの働きって？

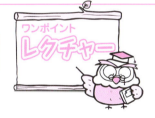
ワンポイントレクチャー

インスリンには、食物から摂取したエネルギーを代謝する次の働きがあります。

(1) 糖代謝
① 血液中のブドウ糖を筋肉・脂肪組織に取り込ませ、エネルギー源にする。
② 筋肉・脂肪組織、肝臓で、ブドウ糖をグリコーゲンとして蓄積する。エネルギーが不足した時、蓄えられているグリコーゲンがブドウ糖に分解され、エネルギー源になる。
③ 肝臓からのブドウ糖の放出を抑制する。

これらの糖代謝の結果、血糖が適正に保たれています。

(2) 脂質代謝
肝臓、脂肪組織での脂肪酸から脂質の合成を促進する。

(3) タンパク質代謝
筋肉組織でのアミノ酸からタンパク質の合成を促進する。

● 理想の指導に患者はうんざり

生活指導を行うとき、学生は一生懸命になるあまり、理想を押しつけがちになります。自分が生活指導を行っている場面を思い出してみてください。「食事は1日に○○KCALにしないといけませんね」「塩分は1日○○Gまでです」「退院してからも運動はこれくらい続けてくださいね」「タバコは絶対にやめてくださいね」などと一方的な指導になっていませんか。

もちろん、そのとおり実践できるに超したことはありません。でも、理想を押しつけられると、積極的に取り組もうと思っていた患者でも精神的に負担を感じ、うんざりしてしまいます。まして、あまり意欲的でない患者は、「もう、どうでもいい」と投げやりになってしまうことがあります。

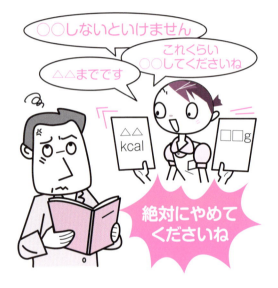

対応術

実践できる方法を一緒に考えよう

実生活のなかで、セルフ・コントロールしていくことは、とても難しいことです。そのことが理解できていないから、理想を押しつけるような指導になってしまうのです。

いかに難しいかは、自分に置き換えて考えてみるとわかるでしょう。皆さんは実習中、朝から夕方まで病院で患者にかかわり、とても緊張して疲れることでしょう。さらに、さまざまな実習記録を書かなければいけません。そんな生活の中で、「1日3回規則正しく、カロリー計算した食事を取りなさい」「運動もしなさい」と言われたらどうでしょう？ 負担に感じますね。患者も同じです。

糖尿病患者には、なぜ食事・運動療法が必要なの？

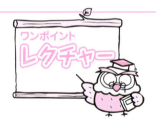

糖尿病は、インスリンが欠乏・不足していたり、十分に作用しない疾患です。そのため、食事で余分なエネルギーを摂取すると、インスリンの代謝能力を超え、代謝障害が生じます。

代表的なものは、糖代謝が障害されて起こる高血糖です。高血糖状態が長期間続くと血管壁に障害が生じ、腎症、網膜症、末梢神経症の原因になります。脂質代謝が障害されると、血液中に脂肪酸が増え、脂質異常症になります。またタンパク質代謝障害は栄養障害につながります。

このような代謝障害を防ぐために、患者に応じたエネルギー量をオーバーしないように、なおかつ三大栄養素をバランスよく摂取する必要があるのです。

運動療法を行うのは、運動によってエネルギーが消費され、その分インスリンの需要が減少するからです。また、末梢組織でのインスリン感受性の改善効果もあります。

3. 慢性疾患の患者とのコミュニケーション

患者に精神的な負担を与えないように、「どうすれば実践できるか、一緒に考えていきましょう」という姿勢でかかわってください。たとえば、甘いものが好きな患者なら、「どうすればケーキを食べられるか」、多忙な患者なら「どうすれば1日30分歩けるか」を一緒に考えるのです。そうすれば負担にならず、患者も熱心に取り組むようになります。

> **ココがポイント！**
> 先輩ナースの経験を聴くなどして、患者にいろいろな方法を提案できるようにしておきましょう。栄養士や理学療法士に相談してみるのもいいと思います。

●守れないこともある

患者は疾患に応じた治療食を取り、アルコールやタバコも禁止されています。退院後に自分でコントロールしていかなければならないことを、入院中から実施しているわけです。ところが、こっそり売店でお菓子を買って食べたり、喫煙コーナーでタバコを吸ってしまう患者がいます。

食べたいものが食べられないことや、嗜好品を禁止されることは、大きなストレスになります。退院後はほかのことで気を紛らわすこともできますが、入院中は家族や友人と自由に会えないなど、ほかにも制限されていることがあるので、ストレスはなおさら大きくなります。そのため、「食べちゃいけない」「吸ってはいけない」とわかっていても、止められないことがあるのです。

対応術

盗み食いしたことを責めてはいけません

もし、患者の間食をみつけたら、あなたはどうしますか？ 学生はこのようなとき、「○○さん、どうして食べたんですか。病院食以外は食べないように言われているはずですよ」などと注意してしまうことがよくあります。

でも、こうした責める言い方はよくありません。患者自身、食べてしまったことを後悔し、自分を責めています。そのうえ、学生にまで強い口調で注意されたら、反抗したくなってしまいます。信頼関係が築けていない段階では、なおさらです。

では、どうすればいいの？

間食してしまった気持ちを理解したうえで言葉をかけることが大切です。たとえば、「○○さん、病院食だけではお腹がすくのですか。食事の量が増えるように、栄養士さんに相談してみましょうか」「たまには甘いものを食べたいですよね」などと話します。患者と一緒に、空腹感を紛らわす工夫を考えてみるのもいいでしょう。具体的な方法をみつけられなくても、一緒に考えてくれることがうれしく、「もう少し頑張ってみようか」と闘病意欲が湧いてきます。

また、努力していることを認めるような言葉かけも心がけてください。たとえば、喫煙コーナーでタバコを吸っているところをみかけても、本数が減っていたり軽いタバコに変えていれば、そのことを誉めましょう。たとえば、「いきなり完全にやめるのは難しいですね。でも、○○さんは本数を減らされているからえらいですね」という具合です。

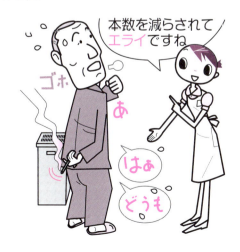

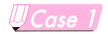

教育入院をしている糖尿病患者

生活背景とこれまでの経過

Aさん（52歳・女性）は、夫が経営する会社の会計を手伝いながら、主婦業もこなしている。2年前から自治体の健康診断で血糖値がやや高いことを指摘されていたが、自覚症状がないため気に留めていなかった。ところが、今年の健康診断では血糖値が220mg／dLだったため、病院へ行くように強く勧められる。

病院で再度検査を受けた結果、糖尿病と診断され、2週間の教育入院になった。

学生のかかわり

入院2～3日目から、学生はAさんの気持ちをよく理解し、緊張しながらも「Aさんが入院されている間、ご主人は身の回りのことも自分でしないといけないので大変ですね。ご心配でしょう？」と声をかけていた。Aさんも「そうなのよ。ご飯も自分で炊いたことがない人だからね……」と受け答え、良好な滑り出しだった。

学生は、さっそく次のように生活指導にあたった。「Aさんの場合は、1日の食事のカロリーは○○kcalです。三大栄養素をバランスよく取って、ビタミンとミネラルの補給もしてください。運動も毎日続けることが大切ですよ」

Aさんは当初、学生の話に熱心に聴いていたが、指導が進むにつれて表情が暗くなり、「でもね……」という発言が多くなった。そして、「学生にはもう来てほしくない」と言われる。

対応術

患者の反応を観察しながら進めよう

Aさんは学生を拒否する前に、暗い表情や「でもね……」という言葉で信号を送っています。これは指導の内容を受け入れられない、という信号です。生活指導を行うときは、その内容を患者がどう思っているか、理解できているか、など患者の反応を観察しながら進めることが大切です。

ところが、学生は一生懸命になるあまり、Aさんの表情に気がつかず、「でもね……」という言葉も聞き流しています。Aさんの反応に早く気がつけば、「学生にはもう来てほしくない」と言われることはなかったでしょう。

「でもね……」に続く言葉は？

では、生活指導を熱心に受けていたAさんが、徐々にやる気をなくしていったのはなぜでしょう。「でもね……」の後に続く言葉を考えてみてください。おそらく、「でもね、そんなことを毎日続けるなんて無理よ」と言いたかったのではないでしょうか。

Aさんは毎日、夫より1時間早く起きて朝食の準備をし、一緒に出社します。昼ご飯は外食で、忙しいときは晩ご飯もお総菜になることがあります。休日は、掃除や洗濯に追われ、身体を休める時間をとるので精一杯です。このような生活状況はすでに情報収集しているはずです。それなのに、一律の生活指導を一方的に伝えるかたちになっています。

生活に沿った指導を心がけよう

Aさんの日常生活をもう少し詳しく聞きながら、できるところから取り組めるように指導しま

3. 慢性疾患の患者とのコミュニケーション

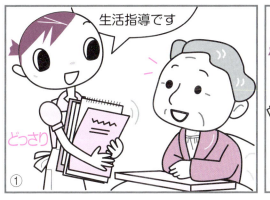
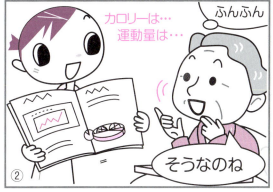
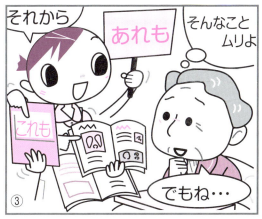
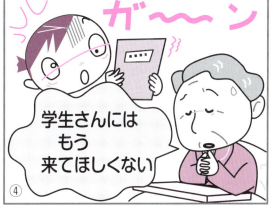

しょう。たとえば、「お昼ご飯は外食だとおっしゃっていましたが、和食が多いのですか？ それとも洋食ですか？ できれば和食の定食ものがいいですよ」、「通勤には電車を使われているのですか？ 運動の時間は取れないと思うので、行きだけでもホームまで階段を使ったらどうでしょう？ できそうですか？」などと聞き、Aさん自らが取り組む内容を言えるようにしましょう。

このように進めていくと、やる気を喪失させることはありません。また「通勤は車だけど、会社があるビルの3階まで階段で行ってみようかしら」などと自分でできることをさらに考えられるかもしれません。

ココがポイント！

食事・運動療法は継続しなければいけません。患者の生活状況に沿って、できるところから取り組めるように指導することが大切です。

◆ 1日の摂取エネルギー量 ◆

標準体重（kg）×生活活動強度（kcal）
- 標準体重（kg）：身長（m)^2 × 22
- 生活活動強度（エネルギー／kg）：
  軽い＝ 25 ～ 30kcal、
  中等度＝ 30 ～ 35kcal、
  やや重い＝ 35 ～ 40kcal、
  重い＝ 40 ～ kcal

成人の場合、三大栄養素のバランスは、糖質55 ～ 60％、脂質20 ～ 25％、タンパク質15 ～ 20％とされている。

腎臓病患者に水分・塩分などの制限があるのはなぜ？

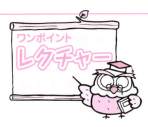

＊ 水分の制限

体内の水分は、腎臓が尿量を調節することで適正に保たれています。ところが腎機能が低下すると尿が排泄されにくくなり、体内に過剰に貯留されます。そうすると血液循環量が増加し、心臓や血管に負担がかかり、高血圧の原因になります。また浮腫が生じます。したがって、水分の制限が必要になるのです。ただし、水分制限が必要になるのは、重度の場合です。

＊ 塩分（ナトリウム）の制限

ナトリウムは、体内では水と一緒に移動するため、腎機能が低下するとナトリウムも排泄されにくくなります。つまり、ナトリウムが過剰に貯留されていると、水分も過剰に貯留されることになり、先述のように心臓などに負担がかかります。

また、ナトリウムは血管壁を厚くし、末梢血管の抵抗を増大させるので、それも高血圧の原因になります。心臓病の患者に塩分制限が必要なのも、同じ理由からです。

＊ タンパク質の制限

尿素窒素などの老廃物は、タンパク質の代謝産物です。本来は、腎臓で濾過されて尿中に分泌されますが、腎機能が低下していると体内に貯まってしまいます。そのため、老廃物の基になるタンパク質の摂取を控えるのです。

ただし、エネルギー不足にならないように注意する必要があります。なぜなら、エネルギーが不足すると、筋肉などに蓄えられているタンパク質がエネルギー源として利用され、結局老廃物をつくるからです。また、栄養障害にも陥ります。そのため、エネルギーは脂肪などから摂取します。

2. 生活行動の変更を余儀なくされる患者

　代表的な慢性疾患である糖尿病は、食事・運動療法、経口薬で血糖値がコントロールできなければ、インスリンの自己注射が必要になります。腎不全は食事療法と休息が主な治療法になり、進行すると透析を受けなければなりません。

　インスリン療法も透析療法も、これまで以上に日常生活の規制を強いられ、また「最後の治療法」というイメージが強くあります。そのため、これらの治療が必要であることを医師から告げられると、患者は危機的な状況に陥ります。

　危機的な状況に陥った人の心理プロセスは個々によって異なりますが、フィンクは共通性を見いだしています。それは、「衝撃」「防御的退行」「承認」「適応」という4つの段階を経る、というものです。

　フィンクの「危機モデル」をもとに、インスリン療法・透析療法が必要になった患者の心理と対応術を考えてみましょう。

●「衝撃」の段階

　自分の存在が直接的に脅威にさらされて、心理的衝撃を受ける時期です。思考が混乱して、計画や判断、理解が困難になり、無力さや激しい不安に陥ります。

　医師からインスリン療法や透析療法が必要だと告げられたばかりの患者は、まさに衝撃の段階にいます。病状が進行すると、これらの療法が必要になることを、患者は知らされます。慢性腎不全の場合、「近い将来、透析療法が必要になるだろう」とシャントを造設する患者もいます。

　それでも、自分がそうなるとは考えられず、突然、死の宣告をされたように大きな衝撃を受けます。一生懸命に食事療法などに取り組んでいた患者は、「これまで食べたいものも食べずに頑張ってきたのに……」とやるせない気持ちになってしまいます。また、「自分の人生はどうなるんだろう」「仕事は続けられるのだろうか」という不安もあります。

▶対応術

そっと見守り、患者を受け止めよう

　衝撃の段階にいる患者は、さまざまな方法で対処しようとしています。自分の殻に閉じこもって何も話さなかったり、逆に感情をストレートにぶつける患者もいます。

　いずれにしても、無理に現実を認めさせようとしてはいけません。治療に前向きになってもらおうと、「透析を受けている患者さんは頑張っておられますよ」と言う学生がいます。しかし、このような励ましは、気持ちの整理ができてから行うべきです。

　患者が何も話さなければ、静かに見守ります。「もう、おしまいだ」「あなたに私の気持ちがわかるわけない」などと話されても、「ああ、つらいんだろうなあ」と患者の気持ちを理解して受け止めましょう。

　身体的な苦痛があれば、援助しましょう。その時も、患者の心理を理解して、誠意をもって対応することが大切です。それが信頼関係の形成にもつながります。

> **☝ココがポイント！**
>
> 　最初のこの段階で患者の感情を受け止め、信頼関係を築いておくことが重要です。そうしなければ、今後の指導がうまくいきません。

●「防御的退行」の段階

危機の意味するものに抵抗して、自分を守る時期です。危機に直面することが恐ろしく、現実から逃避したり現実を否認することで、自己を維持しようとするのです。

すでに透析導入が待ったなしの段階にきていても、「できれば透析をしたくない……。ほかの治療法はないのかしら」と考えたりします。また、「先生はあんなこと言っていたけど、まだ自覚症状がないからインスリンを打たなくてもいいんじゃないだろうか」と思う患者もいるでしょう。

対応術

必要なときに、必要な援助を提供しよう

この段階のかかわり方も、基本的には「衝撃の段階」と同じです。まだ現実に目を向けさせるような援助は行いません。患者をありのまま受け入れて、必要なときに必要な援助を提供するように心がけてください。

「できれば透析をしたくない……。ほかの治療法はないのかしら」と患者が話しても、「ああ、そんなふうに思っているんですね」と耳を傾けます。その話のなかで、患者が気にかかっていることがわかれば、それに対して援助します。

たとえば、透析を続けながら今の仕事や生活が続けられるか、ということがいちばんの気がかりなら、透析によってどれぐらい日常生活が規制されるのか、きちんと整理して具体的に説明していきましょう。

●「承認」の段階

危機の現実に直面する時期です。現実に抵抗できないことを悟り、無力感や自己軽視を体験しつつ現実を吟味しはじめます。無感動、抑うつ、不安などを示すようになります。新しい現実を受け入れようと、徐々に自己調整していきますが、防御的退行の段階に逆戻りする患者もいます。

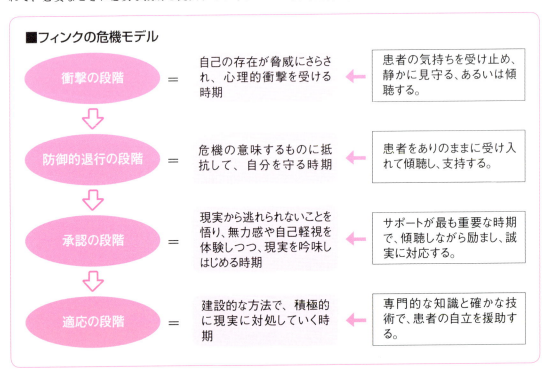

■フィンクの危機モデル

透析療法やインスリン療法を受けなければならないことを、患者は認識します。実際にこれらの療法が始まり、現実を認めざるをえない状況に置かれる患者も多いことでしょう。現実を吟味しはじめたり、療法が開始されると、さまざまな不安が出現します。

対応術

患者を励まし、不安を解消できるように情報を提供しよう

血液透析は、週に2〜3回（1回3〜4時間）病院へ行って受けなければいけません。そのため、仕事をしている人なら、これまでと同じ仕事を続けられるか、子どもをもつ主婦なら、母親・妻としての役割が果たせるか、ということがいちばん大きな不安になります。また、長期間続けていると合併症を発症するかもしれない、という不安もあるでしょう。インスリン療法を受ける患者は、日常生活に対する不安に加え、「注射」から連想される痛みに対する恐怖心があります。

患者が不安や思いを表出されれば、積極的に傾聴して励まし、不安を一つひとつ解消しいていけるように、情報を提供します。そのためには、患者と信頼関係を築いておくことが大前提です。信頼関係が築けていない相手に、患者は不安を表出することはありません。

> **ココがポイント！**
> 患者の不安に応えられるように、十分な専門的知識をもっておくことが大切です。

●「適応」の段階

建設的な方法で、積極的にその状況に対処する時期です。透析療法・インスリン療法を受けなければならないことを認識し、これからどうすればいいか、考えていこうとします。

対応術

専門的な知識と確かな技術で指導しよう

退院後の生活をイメージし、不安がより具体的になってきます。学生は医療従事者の1人として、積極的に自立に向けた援助・指導を行いましょう。そのときに必要なことは、患者の生活状況・病態を把握しておくことと、専門的な知識と確かな技術を習得しておくことです。

インスリンの自己注射の仕方を指導する場合は、自分で実際に試してみましょう。すると、どこが難しいのかわかり、患者と気持ちを共有できます。さまざまな注射器が発売されていますから、患者に応じたものを選択しましょう。透析の導入期は、身体状態の観察も重要です（36ページ、ワンポイント・レクチャー参照）。状態を観察しながら、退院後の管理指導を行いましょう。

Column

■インスリン注射を始めると、本当にやめられないの？

患者の多くは、「インスリン注射を始めると、一生続けなければいけない」と思いこんでいます。しかし、それは誤った知識です。確かに、生涯インスリン注射が必要な患者もいますが、経口薬に戻れる患者もいます。

本来膵臓から分泌されるインスリンを注射で体外から補うと、膵臓の負担が軽くなって、再びインスリンを生成できるようになる場合があります。そうすると、インスリン注射をやめて、経口薬だけでも血糖のコントロールが可能になるのです。

経口薬に戻れる可能性がある患者には、そのことを伝えて前向きに取り組んでもらいましょう。

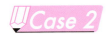

透析が必要になった患者

生活背景とこれまでの経過

　Bさん（48歳・男性）は、妻（専業主婦）と2人の息子（高校2年と中学1年）と暮らすサラリーマンである。経理課に所属しているため、月末や年度末は残業が多くなる。また、人付き合いがよく、同僚と居酒屋へ立ち寄ることも月に何度かあった。

　Bさんは、27歳のときにIgA腎症と診断され、食事療法を行っていた。ところが十分な休息をとれないことと、食事療法を徹底できなかったため、徐々に腎機能が低下し、治療のため入院となった。倦怠感や頭痛が続いていたため、Bさん自身も腎機能の低下を自覚していた。

学生のかかわり

　入院1日目、学生は挨拶しようと思い訪室した。Bさんは、学生の顔を見るやいなや、「さっそく生活指導に来たの。食事療法は言われなくてもよくわかっているよ。休息も必要だって言いたいんだろう。あんたたちはいつもそう言うけど、できないこともあるんだよ」と投げ捨てるように言い、学生に背を向けて横になってしまった。

　あっけにとられた学生は言葉をなくし、そのまま退室した。その後、看護師に促されて何度か訪室するものの、検温するだけで終わっていた。

　入院4日目、検査の結果、予想以上に腎機能が低下しており、医師から「透析をしたほうがいい。できれば今回の入院中にシャントを造設してはどうか」と勧められる。Bさんは大きなショックを受け、「もう、おしまいだ……」などと看護師にもらしていた。

　そのことを聞いた学生は、ますますBさんが近寄りがたい存在になり、ベッドサイドへ行けなくなった。

対応術

つらい状況に置かれている患者を支えよう

　学生はBさんに対して、どのような印象をもったでしょう？　初日のBさんの言動から、「怖い人」「嫌みな人」と思ったのではないでしょうか。でも、そんな言動をとるほどBさんは混乱しているのだ、ということに気づいてください。

　BさんはIGA腎症と診断されてから21年間、十分ではなかったにせよ、自分なりに食事療法を続けてきました。にもかかわらず、入院しなければならない状況になったことで、自己嫌悪に陥り、何ともいえないやるせなさを感じているのです。

そのうえ、透析を勧められ、Bさんはさらにつらい状況に置かれています。

　患者が拒否的な態度を示すと、学生は怖くて訪室できなくなります。しかし、患者がつらい状況に置かれているときほど頻繁に訪室し、患者を支えましょう。

相手を認めた言葉かけをしよう

　では、どのように言葉をかければいいでしょう。たとえば、「これまで頑張ってこられましたものねえ」「仕事が忙しいと、休息をとるのは難しいですね」などとBさんを認めた言葉をかけます。すると、「あんたたちは自分がやってないから、

3. 慢性疾患の患者とのコミュニケーション

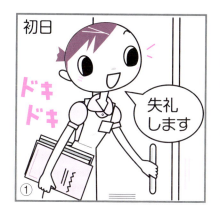
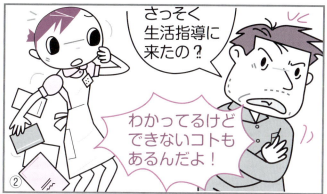
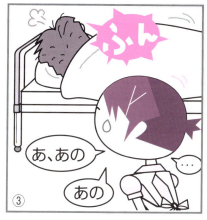
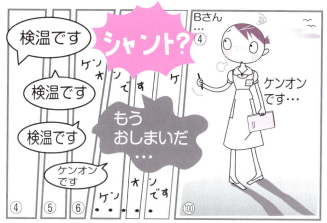

何とでも言えるんだ」などと、生活指導に対する不満が出てきたり、さらに怒りをぶつけられるかもしれません。しかし、逃げ出さずに積極的に傾聴し、感情を受け止めましょう。

黙って側にいるだけでもいい

透析の話が出てからも、Ｂさんの気持ちに寄り添うようなかかわりが大切です。少しでもコミュニケーションがとれていれば、「透析を勧められたよ。もう、おしまいだ……」と、Ｂさんから話されるかもしれません。そんなときは、「Ｂさんは『もう、おしまだ』と思われるんですね」というように、相手の言葉を否定せずに傾聴します。言葉を返せなければ、側にいるだけでもいいでしょう。

援助を糸口にかかわるのも一つの方法

このケースの学生の場合は、今からでも遅くないので、勇気をもってベッドサイドへ行きましょう。Ｂさんは倦怠感や頭痛があるので、「このクッションを使うと楽ですよ」「頭を冷やしましょうか」などと援助しながら、かかわっていくのも１つの方法です。

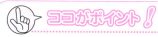

つらいときに側にいて支えてくれたナースには、患者は信頼を寄せます。逃げ出したくなるときもあるでしょうが、踏みとどまって、患者の感情を受け止めてください。

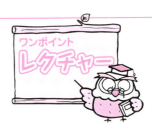

透析導入期に起こりやすい身体的変化

＊ 血圧の変動

　透析を始めると、血流量が減少します。腎臓の機能が残存していると、血流量の減少に伴って腎臓から昇圧物質が分泌されるため、血圧は高くなります。機能が残存していなければ、昇圧物質が分泌されないので、血圧は低下します。

　血圧が低下している場合は、頭を低くして足を上げる「ショック体位」をとるなどして、対処しましょう。

＊ 不均衡症候群

　一種の脳圧亢進状態で、頭痛、悪心、嘔吐、けいれん、脱力感などの症状が現れます。なぜ、このような状態になるのでしょうか。透析を行うと、血液中の老廃物などは比較的早く除去されますが、脳細胞内の老廃物などの除去には時間がかかります。すると、血液と脳との間に濃度差が生じ、脳内に水分が移行し、脳の圧力が亢進するのです。

　通常は時間の経過とともに軽快しますが、氷枕などで冷罨法を行い、症状を緩和しましょう。

第4章

術前・術後の患者との
コミュニケーション

手術を受ける患者は難しくない手術でも、過去に手術を受けた経験があっても、さまざまな不安を抱きます。術後は身体的な苦痛に加え、予後に対する不安が出現します。術前・術後の患者とのコミュニケーションは、これらの不安を受け止めることから始まります。

1. 術前の患者

● 危機的な状況

医師から、手術が必要であること、あるいは手術を受けたほうがいいと告げられると、患者は危機的な状況に陥ります。

「危機的な状況」とは、重大な問題に直面して大きな衝撃を受け、混乱して情緒の均衡が保てない状態です。

「手術をしないと命の保障がない」と言われているのですから、患者はまさに「生命の危機」にさらされます。そしてもう1つ、仕事を休むことなどによって自分の役割を喪失する「社会的な生命の危機」にもさらされます。身体症状が現れていれば、これらの危機感はさらに高まるでしょう。

第3章「生活行動の変更を余儀なくされる患者」の項で、「2. フィンクの危機モデル」をもとに、危機的な状況にある患者の心理プロセスを紹介しました（32ページ参照）。この心理プロセスは、手術の宣告を受けた患者にも当てはまります。

最初の「衝撃の段階」は、手術が必要な疾患であることにショックを受け、漠然とした不安に支配されてどう対処すればいいかわからない状態です。次の「防御的退行の段階」では、「手術が必要である」という現実から逃避したり否認したりすることによって情緒の安定をはかります。しかし、やがて現実から逃れられないことを悟る「承認の段階」に移行し、積極的に「手術が必要である」という状況に対処する「適応の段階」に至ります。

対応術

まず、心理段階を見極めよう

大切なことは、患者がどの段階にいるのかを見極めることです。外来で手術の必要性を伝えられ、気持ちを整理してから入院する患者もいれば、検査・治療のつもりで入院したのに、急遽、手術が必要だと言われる患者もいます。

また、必ずしも「衝撃」「防御的退行」「承認」「適応」というプロセスを順序よくたどるわけではありません。たとえば、「衝撃」の段階から「適応」の段階に移行する患者もいますし、「防御的退行」と「承認」を行ったり来たりする患者もいます。

患者の表情や態度、言葉から、どの段階にいるのかをまず見極めましょう。

心理段階に応じたかかわりをしよう

段階に応じたかかわりをしなければ、患者の精神的苦痛を増大させてしまいます。

「衝撃」「防御的退行」の段階にいる患者には、無理に現実に目を向けさせようとはしません。傾聴することと、共感的な態度で接することを心がけてください。

乳房の切除やストーマの造設など、ボディ・イメージが変化する場合、患者はとくに手術を受け入れるのが容易ではありません。命と引き換えに、乳房を失ったり、ストーマを造設しなければならないのです。患者はつらい選択を迫られていることを、十分に理解しましょう。

「承認」「適応」の段階にいる患者には、不安を

4. 術前・術後の患者とのコミュニケーション

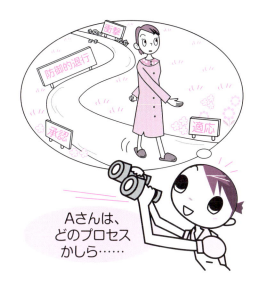

解消して前向きに手術に臨めるように、必要な情報を提供します（33ページ参照）。

術前の検査をサポートしよう

「患者の気持ちがどの心理段階にあるのかわからない」、あるいは「わかっていても、うまく対応できない」ということもあるでしょう。そんな場合は、術前の検査をスムーズに受けられるように援助しましょう。

術前にはいくつもの検査が実施され、患者は検査に対しても不安があります。一つひとつの検査を乗り越えていくなかで、患者は徐々に気持ちの整理がついてきます。

● 不安の内容は変化する

術前の患者の心理を「不安」に焦点を当てて考えてみましょう。

術前の患者は、必ず何らかの不安を抱えています。虫垂炎のような高度な技術を必要としない手術でも、過去に手術を受けた経験があっても、それは同じことです。

不安の内容は、入院当初は次のような漠然としたものです。

- 痛みや苦しみがあるのではないか。
- 今までどおりの生活が送れるのだろうか。
- 手術がうまくいかず、死んでしまうのではないか。
- 誰がどんな手術をするのだろうか。
- 治療費はどれくらいかかるのだろうか。

＜がんの場合＞
- 転移しているのではないか。
- 再発するかもしれない。

このような漠然とした不安は、手術や術後のオリエンテーションを受けることによって、具体的になってきます。逆に言えば、不安の内容を具体化させるために、オリエンテーションを実施するのです。

具体的な不安とは、たとえば次のようなことです。

- 手術は何時間ぐらいかかるのだろうか。
- 術後は痛みが強いのだろうか。
- すぐに1人でトイレへ行けるのだろうか。
- いつから家族に面会できるのだろうか。

＜がんの場合＞
- 手術で切除しきれないかもしれない。
- 化学療法はどれくらい続けなければいけないのだろう。
- 5年生存率は何％くらいなのだろうか。

対応術

不安を表出できるようにかかわろう

患者の不安を軽減し、前向きに手術に臨めるように援助することが重要です。漠然とした不安も具体的な不安も、表出できるようにかかわります。信頼関係が築けていない相手には、不安を表出することができませんから、まず信頼してもらえるように、患者の気持ちに寄り添った対応を心がけてください。

不安を表出しやすい雰囲気をつくったり、場所

を選ぶことも必要です。誰かに話を聴いてもらいたいと思っていても、患者からは言い出しにくいものです。たとえば、カンファレンスルームなど、プライバシーを保護できる場所で、術後の指導を行うような機会があれば、「いろいろ心配なことがおありでしょうね」「入院されるまでもいろいろ大変だったでしょうね」と話しかけてみてもいいでしょう。

積極的に傾聴しよう

患者が不安を表出したら、積極的に傾聴します。学生は人生経験が少ないので、患者の立場に立って話を聴くことには限界があるかもしれません。また、何も言葉を返せないこともあるでしょう。しかし、全身全霊で患者の話に耳を傾けると、視線や表情に一生懸命に聴いていることが表れ、患者は不安を表出しやすくなります。

一つずつ不安を解消しよう

具体的な不安に対しては、一つひとつ確実に答えて解消します。

「術後の痛みは強いのだろうか」「いつから1人でトイレへ行けるのだろうか」というような不安については、「痛みはこのようにして緩和できます」「排泄は、○日目まではこのようにしてベッド上でしてもらうことになります」などと対処方法を指導しておきます。これを「予期的指導」と言います。予期的指導を行うことによって不安を解消でき、手術に前向きに臨めるようになります。

他の医療従事者への橋渡しも必要

患者が表出した不安のなかには、学生や病棟の看護師だけでは十分に対応できないことがあるでしょう。

たとえば、「手術はどのように行われるのだろうか」というような手術中の不安です。病院によっては、患者の不安を軽減するために、手術室の看護師が術前訪問しているところがあります。「手術中は私が○○さんの援助をさせていただきます。手術室はこんなところですよ」と説明し、患者からの質問を受けます。手術中のことがわかれば、患者は随分安心できます。術前訪問をしてもらえないかどうか聞いてみるのもいいでしょう。

患者は医師から手術や予後について説明を受けますが、十分に理解できていないことや、そのときは気持ちが動揺していて覚えていないこともあります。そのような場合は、指導者を通じて、もう一度医師に説明してもらうように働きかけましょう。

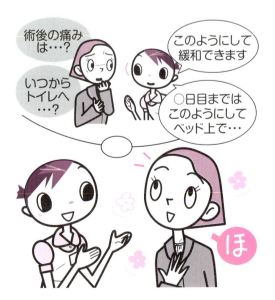

> **ココがポイント！**
>
> 患者の話を聴くときは、検査や処置などがない時間帯を選びましょう。「もうすぐ検査に行かなければ」と思うと、気がそぞろになります。それが患者に伝わると、不安を表出できなくなります。

●もしかしたらがんかも……

治療が可能ながんが増えてきたことや、「残された時間を有意義に過ごしてもらおう」などという考えから、がんを告知することが一般的になっ

4. 術前・術後の患者とのコミュニケーション

ています。しかし、家族の希望によって、がんであることを隠していることもあります。「がんだと知るともう治らないと思い、生きる意欲を失ってしまう」「強い痛みに苦しみながらがんで亡くなった人を知っていて、がんに対する不安が強い」などが主な理由です。

がんの告知を受けていなくても、「もしかしたらがんかもしれない」と疑いをもつことが少なくありません。がんに関する情報があふれていますし、「これだけ治療しているのによくならない」「同じ検査をした人はがんだ」などということから、がんを疑うのです。

「がんかもしれない」という疑いをもつと、「もうすぐ死ぬのだろうか」「苦しい思いをするのだろうか」などと不安が募ります。

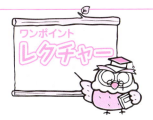

死にゆく人の心理プロセス

精神科医であるE.キューブラー・ロスは、患者が差し迫った死を自覚し、受け入れるまでを「否認」→「怒り」→「取り引き」→「抑うつ」→「受容」という心理プロセスをたどると言っています。

第1段階「否認」：差し迫った死を自覚すると患者は、その事実を否定しようとして拒絶する。

第2段階「怒り」：なぜ自分がこのような病気にかからねばならないのか、と怒りがこみ上げてくる。その怒りは、あらゆる方向に向けられ、多くは攻撃や非難の言動となって表出する。

第3段階「取り引き」：人々や神に対して何らかの申し出をし、約束を結ぼうとする。その取り引きによって、苦痛を回避しようとする。

第4段階「抑うつ」：すべてと決別するための準備的悲嘆が抑うつである。どんなに否認しても逃れられない状況に対し、抑うつ状態を示す。

第5段階「受容」：置かれた状況を自分の運命と受け止め、死を受け入れる。この心理反応は、すべての患者が必ずこのプロセスをたどるわけではなく、段階を飛ばしたり、行ったり来たりする場合がある。

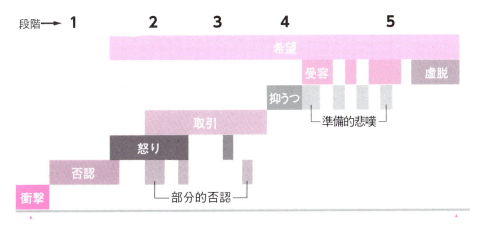

死の受容過程の諸段階

E・キューブラー・ロス著・鈴木晶訳：死ぬ瞬間－死とその過程について、完全新訳改訂版、p.374、読売新聞社、1998

対応術

「私はがんじゃないの？」と聞かれたら

がんを告知するかどうかは、家族を中心に、医師や看護師が話し合って決めます。話し合いの結果、「告知しない」という結論が出されれば、学生も医療従事者の1人として、それに従います。

しかし、「私はがんじゃないの？」と聞かれたとき、「がんではありませんよ」とひと言ですませてしまうのは適切ではありません。そう答えると、相手をシャット・アウトしてしまい、話が発展しないからです。

嘘をつくのがつらく、「私は学生だからわかりません」「医師か看護師に聞いてみます」と答える学生がいますが、これもよくありません。おそらく患者はすでに医師や看護師にも聞き、否定されています。

では、どのように答えればいいの？

決まった答え方はありませんが、「そういう不安をもっておられたのですか」「なぜがんだと思われるのですか」「それは不安ですね」などと患者が不安を表出できるような言葉を返していきます。そこから会話が展開し、患者はがんであることが不安なのか、死ぬことが不安なのか、それとも苦痛が不安なのかなど、がんに対する患者の思いが分かってきます。

患者の思いを医師や看護師に伝えよう

学生は患者の話をゆっくり聴く時間があります。積極的に傾聴し、がんに対する患者の思いを医師や看護師に伝えてください。そうすると、告知したほうがいいかどうか、家族を含めてもう一度話し合いがもたれることもあるでしょう。

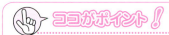

告知するかどうか最終的に決めるのは、患者本人と家族です。ただ、患者が強く望んでも患者のことをいちばんよく知っているのは家族ですから、どうするのが最善なのか、家族の意向も十分に聴くことが重要です。

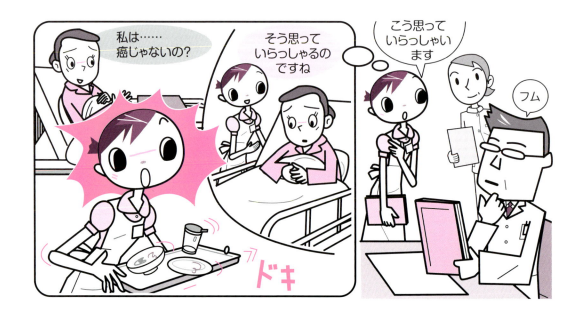

4. 術前・術後の患者とのコミュニケーション

Case 1 乳房切除術を受ける乳がん患者

生活背景とこれまでの経過

Aさん（38歳）は、サラリーマンの夫と小学生の2人の子どもと暮らす主婦である。自分で乳房のしこりに気づき受診。検査の結果、ステージⅡの乳がんと診断され、手術のために入院した。

学生のかかわり

実習3日目、学生は、Aさんが医師から手術の説明を受ける場に同席した。ステージⅡの乳がんであることは入院前に知らされており、乳房を温存できるかもしれないことと術後に化学療法を実施することが望ましいと説明があった。Aさんは黙って聴いた後、「温存できなくてもいいからがんをすべて取ってください。まだ子どもが小さいんです」としっかりした口調で医師に言った。

翌日、訪室すると、いつになくAさんの表情が暗い。学生は戸惑ったが、昨日のAさんの言葉を思い出し、「おっぱいが1つなくなっても、お子さんのために頑張ってくださいね」と言葉をかけた。すると一瞬、Aさんの表情がくもり、それまでうまくいっていた関係がぎくしゃくしてしまった。

対応術

乳房を失うことのつらさも理解しよう

Aさんの言葉から、「何としても子どもたちのために生きたい」という気持ちが伝わってきます。学生もその気持ちを理解できたからこそ、励ますつもりで「おっぱいが1つなくなっても、お子さんのために頑張ってくださいね」という言葉をかけたのでしょう。また、「Aさんは結婚しているのだから、乳房を失ってもかまわないんだ」と思っ

Column

ボディ・イメージの変化に対する援助

手術や化学療法によってボディ・イメージが変化することがあります。その場合は、事前に対処法を紹介しておくとよいでしょう。

乳がんの手術を受ける患者には、乳房の変形を補う装具や下着を紹介しましょう。人工乳房やパッド、専用のブラジャーが市販されていて、サイズや形、材質も豊富に揃っています。

化学療法に伴うボディ・イメージの変化に脱毛があります。患者のなかには、一生毛が生えてこないと勘違いしている人もいますので、化学療法が終われば3～6か月で、再び生えてくることをまず説明してください。そして、脱毛している間は、かつらやバンダナ、帽子でカバーすることを勧めましょう。

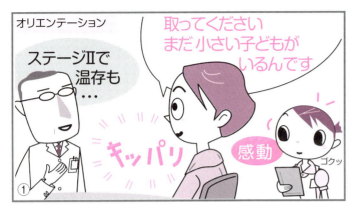
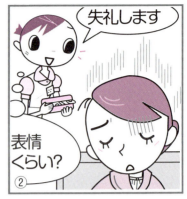
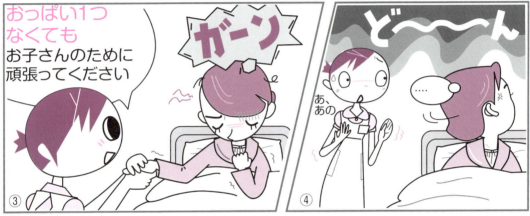

たのではないでしょうか。

Aさんは、再発・転移に対する不安が最も大きいと考えられますが、乳房を失うことのつらさもあるはずです。乳房は女性のシンボリックな部位ですし、ボディ・イメージも変化します。生きるためとはいえ、乳房の喪失は容易に受け入れられるものではありません。

「おっぱいが1つなくなっても……」という言葉は、乳房喪失のつらさに対する配慮に欠けていたといえるでしょう。

どのような言葉かけが適切だったのだろう

「おっぱいがなくなるのはつらいですね。それでもAさんは、お子さんたちのために『温存できなくてもいい』とおっしゃったのですね」というように、乳房喪失のつらさにも焦点を当てた言葉をかけます。そうすると、乳房喪失に対する思いも表出されるかもしれません。

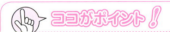

未婚の若い女性が乳房を喪失するつらさは、女子学生は理解しやすいでしょう。でも、結婚して子どもがいても、50歳や60歳になっても、乳房を失うつらさは同じです。

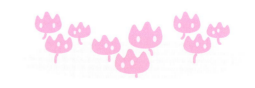

2. 術後の患者

術後の心理プロセス

術後の患者の心理は、身体の回復に伴って変化します。その心理プロセスは、ムーアによって分類された治癒過程、①傷害期（第Ⅰ期）、②変換期（第Ⅱ期）、③筋力回復期（第Ⅲ期）、④脂肪蓄積期（第Ⅳ期）に分けることができます（表1）。

対応術

心理プロセスに応じたかかわりをしよう

患者が心理プロセスのどの時期にいるのかを的確に把握し、時期に応じたかかわりをすることが大切です。

1 傷害期

バイタルサインの観察、チューブ・ドレーンの管理、ガーゼ交換・創部の観察、痛みの緩和など、身体面の援助に力を注ぎます。

2 変換期

自分の身体の変化に気が向くようになる時期ですから、ボディ・イメージの変化や身体機能に障害があれば、その現実をみつめ、受容できるように援助します。

そのためには、患者が感情を表出しやすいように信頼関係を築いておくことが肝心です。傷害期の時期に確実な技術で援助し、患者の信頼を獲得しておきましょう（ボディ・イメージが変化した患者については後述）。

3 筋力回復期

退院後の生活に目が向くので、生活行動の変更が必要な患者は不安を抱きます。たとえば心臓手術を受けた患者は、生活習慣を改善する必要がありますし、胃の切除術を受けた患者は、これまでどおりの食事摂取の仕方ができません。また、これからリハビリを行う患者は、身体機能がどこまで回復するのかによって、退院後の生活が変わってきます。

そのようなことから、さまざまな不安を抱くようになりますが、「頑張りましょう」などの安易な励ましや慰めは禁物です。まず傾聴し、患者のもっている不安に対処できるように生活指導やリハビリにつなげましょう。

4 脂肪蓄積期

社会復帰に向けて意欲が出てくる時期です。このときこそ「頑張りましょう」と励まし、積極的に自立に向けた援助・支援を行います。そのためには、患者の生活状況・病態を把握し、専門的な情報を提供できるように準備しておくことが大切です。

■ 表1　ムーアによって分類された治癒過程に沿った術後の心理プロセス

① 傷害期
生命の危機を乗り越え、回復にエネルギーを消費したり痛みがあるため、認知、思考、感情などの心理的活動は弱まっている。
② 変換期
身体の回復とともに、外界に対する認知ができるようになってくる。現実を吟味し、手術による機能の低下や喪失に直面する。
③ 筋力回復期
社会のなかでの、自分の位置づけに関心をもつようになる。
④ 脂肪蓄積期
社会復帰のために、努力していこうとする。

●予後不良に対する不安

手術が無事に成功し、順調に回復すればいいですが、必ずしもそのような患者ばかりではありません。手術を試みたもののがんを切除できなかった、術後の創部痛が持続する、予定どおりに経口摂取や離床が進まないなど、予後が不良な患者もいます。

そのような場合、「手術をしたのに、なぜよくならないのだろう」「これから自分はどうなるのだろう」と患者は予後に大きな不安を抱きます。難しくない手術だと聴いていると、なおさら不安は大きくなります。

対応術

怒りも不安も受け止めよう

創部痛はおおよそどれくらい続くのか、いつから経口摂取ができたりトイレへ行けるようになるのかなどは、患者は術前に説明を受けています。また、クリニカル・パスを使っている施設もあるでしょう。術後経過が順調でないときなど、患者は自分の予後がよくないことに漠然と気がつきます。がんを切除できなかった場合は、そのことを医師あるいは家族から告げられるでしょう。

予後に対する不安を、患者は「怒り」や「沈黙」で表現するかもしれません。まず、患者が不安を抱いていることに気づきましょう。そして、患者の感情を受け止めます。予後が悪い患者のベッドサイドには、足が遠のきがちになります。しかし、「つらいだろうから、そっとしておこう」と考えるのではなく、そんなときこそ積極的に訪室し、気持ちを受け止めることが大切です。

どう言葉をかければいいの？

患者のつらさや不安を理解できても、訪室できないのは、何と言えばいいのかわからないからではないでしょうか。

言葉のかけ方にマニュアルはありません。患者の気持ちに寄り添い、自分が感じたことをそのまま言葉に出してみましょう。

たとえば「今日からご飯を食べられるはずだったのに、つらいですね」とか、「何と言えばいいかわかりませんが、○○さんのことが心配なんです。私は学生で未熟だから何もできないかもしれませんが、よければ話してください」と素直に言ってもいいでしょう。

そのように言葉をかけて不安の表出を助け、しっかり患者の話に耳を傾けましょう。

見とおしがつくように情報提供を

人間にとっていちばん不安なことは、先がみえないことです。ですから、医学的な知識をもって、予後の見とおしがつくように説明することが必要です。たとえば、なぜ創部痛が持続しているのか、どうなれば、いつ頃から痛みが和らぐのか、ということを患者にわかるように説明します。

学生の判断で説明できない場合は、患者が予後に不安をもっていることを指導者に伝え、見とおしがつくように説明してもらいましょう。

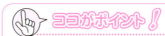

> **ココがポイント！**
> 不安の表出を促すときは、ベッドサイドのいすに座るなどして、「ゆっくり話を聴きますよ」ということを態度で示しましょう。

●早期離床に意欲が出ない

早期に病床から離れて歩行を開始することが合併症の予防になることから、術後1日目から段階を追って離床を開始します。疾患や術式によって違いはありますが、ギャッチアップ→座位→端座位→立位→歩行という順で進めます。

しかし、患者はまだ創部の痛みや疲れがあること、チューブやドレーンが挿入されていること

4. 術前・術後の患者とのコミュニケーション

と、「傷口が開くのではないか」という不安があることなどから、離床に戸惑ったり意欲がでないことがあります。

対応術

早期離床の必要性を説明しよう

早期に離床すると、①横隔膜が下降してガス交換が促進するので、呼吸器合併症の予防になる、②血液循環が促進し、皮膚障害の予防につながる、③腸の蠕動運動が促進してイレウスの予防になる、④筋力の低下・関節の拘縮予防になる、などの効果があります。

患者は術前に説明を受けていますが、もう一度、患者にわかるように説明しましょう。

確実な援助で不安を軽減しよう

早期離床の必要性が理解できても、学生の援助が未熟であれば患者は不安で意欲も湧きません。確かな技術を身につけておくことが必要です。

離床を進めるうえで重要なことは、①起立性低血圧などの観察、②安全面への配慮、③疼痛の観察と安楽への援助、です。術後初めて離床する場合は、指導者らと一緒に支えて安全を確保するようにします。

疼痛は、どこが痛いのか、また、どの程度痛いのか、患者の訴えや態度、表情から観察し、座位や立ち上がるときの体位を工夫しましょう。

状態に応じてできることを工夫しよう

一方的に離床を促すと、「歩け、歩けと言われても、痛いのに……。こっちの身にもなってほしい」と患者は思ってしまいます。ですから、譲ってもいいことと、そうでないことを判断し、うまく折り合いをつけていくことも大切です。

たとえば、トイレに行くときに歩行を促す場合は、「行きは車いすで行って、帰りは歩きましょう」というのも1つの方法です。

ボディ・イメージの変化

乳房の切除やストーマの造設など、ボディ・イメージの変化は、容易に受け入れられるものではありません。術前に説明を受け、それを承知で手術を受けても、深い喪失感を感じます。そのためにリハビリや指導が進まないことがあります。

対応術

リハビリテーションや指導を焦らない

乳房切除後は、肩関節の機能障害を予防するためにリハビリテーションを行います。ストーマを造設した患者には、退院後のセルフケアに向けて指導が必要です。リハビリテーションや指導は重要ですが、患者がボディ・イメージの変化を受容できていないときに勧めても、効果はありません。リハビリテーションや指導を焦らず、患者が受容できるように援助しましょう。

どのように援助すればいいの？

繰り返しになりますが、患者が不安を表出できるように、信頼関係を築いておくことが大前提です。そのうえで、「手術、よく頑張られましたね」などと共感を表す言葉をかけ、感情の表出を助けます。患者の話に対しては積極的に傾聴し、誠意のある態度で接することが大切です。

また、創部の処置をするときは「痛くないですか」「しみますか」などと声をかけるとともに、「傷口はきれいになってきましたよ」というように、現在の状態を説明することも、受容につながります。

ココがポイント！

患者が自ら手術部位を見ようとするまで、「見ませんか」という言葉かけはしません。無理に見せようとすると、受容の妨げになります。

Case 2
直腸切除術を受け、ストーマを造設した患者

生活背景とこれまでの経過

　Bさん（53歳、男性）は、専業主婦の妻と大学生の子ども2人の4人で暮らすサラリーマンである。

　Bさんは、約3か月前から、排便後に少量の鮮血が紙に付着していることに気づいていた。しかし、痔だと思い、そのまま放置していた。

　すると先日、排便時に便器が真っ赤になるほどの大量の出血があり、驚いて受診した。

　検査の結果、直腸がんと診断が下された。医師からは、直腸がんであること、直腸を切除する手術が必要で、ストーマを造設することになるだろう、と説明を受けた。Bさんは手術に同意し、直腸切除術とストーマ造設術が施行された。

学生のかかわり

　術後3日目、排ガスがあり、順調に経過している。学生はストーマのケアをしながら、「ストーマからガスが出てきていますよ。よかったですね。Bさんのストーマは色も形もいいですよ。ちょっと見てみませんか」と言った。しかし、Bさんは無言のまま目を閉じている。

　Bさんの反応に、学生は「何かいけないことを言っただろうか」と考え込んでしまった。

対応術

ボディ・イメージの変化が認められるような言葉をかけよう

　直腸がんの手術は大手術で、腹部とお尻に傷があります。術後3日目は、傷の痛みや手術の疲れが出て、患者は身体的に大変つらい時期です。「見てみませんか」と促しても、とてもストーマを見る気にはなれないでしょう。

　この時期は、身体的な苦痛を和らげる援助をしながら、患者がストーマに対していいイメージをもって、自分を認めていけるような対応をすることが重要です。

　「ストーマからガスが出てきていますよ。よかったですね。Bさんのストーマは色も形もいいですよ」という学生の言葉かけは、いい対応です。

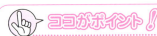 ココがポイント！

　ストーマのケアをするときは、大げさに手袋をはめたりせず、普通の肛門、身体の一部として扱いましょう。また、においがありますから、室内の換気に気を配るほか、食事時はケアを避ける、動けるようなら部屋を離れるといった配慮も必要です。

家族にも指導しておこう

　進行がんでがんを切除しきれなかった患者は、状態が悪化して、いずれ自分でストーマのケアができなくなります。また、そうでない患者でも、下痢がひどいときなどは自分一人でケアできない場合があります。そのために、家族にもある程度の指導をしておく必要があります。

4. 術前・術後の患者とのコミュニケーション

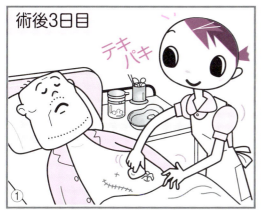
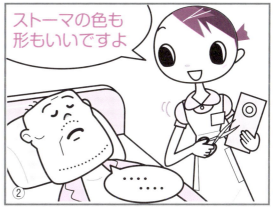
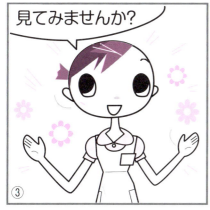
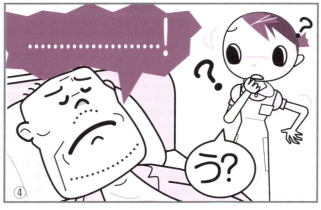

　家族に指導する時は、「お尻や皮膚と一緒ですからね」などと言って、家族にもストーマやストーマを造設した人を受け入れてもらえるようにかかわりましょう。

Column

■ストーマから、便漏れの不安を軽減する工夫をしよう

　身体的苦痛が軽減し、患者自身からストーマを見られるようになれば、セルフケアの指導を開始します。最初はガス抜き、自信がついてきたらストーマの取り扱いの方法を練習します。

　この時期になると患者は退院後のことを考え、さまざまな不安を抱きます。よくあるのが、便が漏れるのではないか、という不安です。フランジの間に便が入り込んで、便が漏れてしまう患者がいます。それが重なると自信を失い、不安が大きくなります。

　便が半分くらい溜まったら捨てる、貼る方向や製品を変えるなど、不安を軽減できるよう、いろいろ工夫してみましょう。

第5章

リハビリテーションを行う患者とのコミュニケーション

リハビリテーションを行う患者には、何よりも精神的なサポートが必要です。リハビリテーションへの意欲が湧き、それを持続できるように援助していきましょう。

リハビリテーションが必要になる要因はさまざまですが、ここでは脳卒中や事故などで、突然運動機能を障害された患者について取り上げます。

障害を受容するまでの心理プロセス

突然運動機能が障害された患者は危機的な状況に陥り、容易に障害を受容することができません。患者の年齢、性格、社会・家族背景、障害の程度、疾患の種類などによって受容に至るプロセスは異なりますが、そこには一定の法則を見いだすことができます。

リハビリテーション医学の第一人者である上田敏氏は、患者が障害を受容するまでの心理プロセスを、①ショック期、②否認期、③混乱期、④解決への努力期、⑤受容期の5段階に分け、各段階の患者の心理と医療スタッフの対処の仕方を考察しています。

それをもとに、学生はどのようにかかわっていけばいいか考えてみましょう。

● ショック期

発病・受傷の直後で、集中的な医療を受けている段階です。身体的な苦痛はありますが、現実に起こったことが自分のことではないように思え、心理的には平穏で、感情が鈍麻したように無関心な状態にあることが多いです。

対応術

身体面を援助しよう

生命の維持と、身体的な苦痛を取り除くことを中心にかかわります。

無理に障害と対峙させようとしてはいけません。

● 否認期

急性期を脱すると、リハビリテーションが開始されます。障害を負ったことや、障害がそう簡単には治らないことを、患者はうすうす気づいてきます。

「身体は元どおりになるのだろうか」、「どこまでよくなるのだろう」、「1人で身の回りのことができるようになるのだろうか」などの不安が頭をもたげてきますが、現実を直視することができず、障害を否認することで情緒の安定を図ろうとします。

たとえば、「障害は必ず回復する」と期待し、過度にリハビリテーションに取り組んだり、残存機能を高めるリハビリテーションには拒否的な態度を示したりします。わずかな回復の兆候を過大評価することもあります。

また、不安を現実的に解消できないために退行的になったり、医療スタッフに依存しやすくなったりします。

対応術

患者の気持ちを受け止めよう

これまで元気に生活していたのに、ある日突然、歩けなくなったり動けなくなったりするのですか

ら、患者のショックや不安は計り知れないものがあります。

無理に現実を直視させようとせず、まず患者の気持ちを受け止めましょう。

「つらいだろうなあ」「不安だろうなあ」と、患者の気持ちに寄り添い、支持的な態度で接することが基本です。

期待を砕かないように、訓練を援助しよう

「リハビリテーションをすれば、元どおりになる」と期待している患者に対しては、その期待を打ち砕かないようにリハビリテーションを援助しましょう。

たとえば、右手（利き手）の運動機能が障害されて回復が困難な場合は、左手が使えるように訓練します。そのとき、患者から「なぜ右手の訓練をしないの？」と聞かれたら、何と答えればいいでしょうか。

「右手はもう治らないので、左手で字を書けるようにするのですよ」と答えれば、患者は落胆しますし、反発をまねくこともあるでしょう。

ですから、「右手もできるかぎりよくなるように訓練しますが、時間がかかるので、その間不便がないように左手で字を書けるようにしましょう」というように説明し、訓練を促しましょう。

過度にリハビリテーションに取り組むと、「過用症候」といって逆に機能が低下してしまったり、疲労が翌日以降まで残って悪影響を及ぼすことがあります。そのような患者には、頑張りすぎるとかえってよくないことを伝える必要があるでしょう。

ココがポイント！

完全な回復が見込めない場合は、「頑張って訓練すれば元どおりになりますよ」などという安易な励ましをするのは禁物です。回復しないことを知ったときの患者の落胆は大きくなります。

リハビリテーションの分野

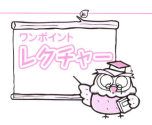

理学療法（physical therapy：PT）

歩く、立つ、座るなどの基本動作や、運動能力の改善を目的に行われる治療法です。中心となる運動療法のほか、日常生活動作の訓練、マッサージ、電気療法などがあります。

作業療法（occupational therapy：OT）

主に日常生活動作の改善を目的に行われる治療法です。

絵を描く、革細工をするなどの作業を治療手段にしています。

言語療法（speech therapy：ST）

言語によるコミュニケーション機能の改善を目的に、障害の原因や種類に応じて行われます。

依存する気持ちもある程度は満たそう

不安を解消できないために、依存的になることがあります。とくに学生には甘えが出やすいものです。歩行訓練が必要なのに、「ちょっと車いすでトイレへ連れて行ってくれないかしら」などと、頼まれることがあるのではないでしょうか。

病棟での日常生活も重要なリハビリテーションですから、何でも患者の依頼どおりにしていると、リハビリテーションが進みません。しかし、この時期はまだ自我が弱いので、「今回はお手伝いさせて頂きますね」というように、ある程度は甘えを受け止めることも必要です。

> **ココがポイント！**
>
> 患者の依存的ニードを満たすのは、あくまでも「ある程度」です。
> ていねいな言葉遣いと態度で接し、患者のことを大切に思っていることがきちんと伝われば、依頼を断ったからといって気まずくなることはないはずです。

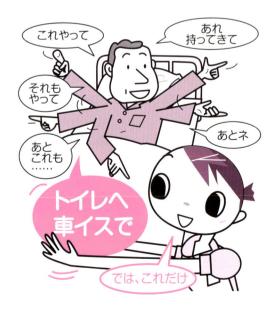

● 混乱期

障害の完治が不可能であることを悟った結果、無力感におそわれる段階です。

リハビリテーションを開始すると、やがて医師やリハビリテーションのスタッフと、リハビリテーションのゴールについて話し合う場がもたれます。そこで患者は、自分の期待と現実とのギャップを思い知ることになります。

たとえば、患者は元どおりに回復することを望んでいても、「これまでどおり歩けるようになるのは難しいかもしれない」「右麻痺の回復はおそらく望めないでしょう」などと、厳しい現実を伝えられるのです。

そのうえで患者と話し合い、「杖を使って１人で歩けるように訓練しましょう」「日常生活の自立をめざしましょう」とリハビリテーションのゴールが設定されます。

ゴールに向かってリハビリテーションが続けられますが、患者は完治しないことに落胆し、リハビリテーションへの意欲を失います。

対応術

つらい気持ちを理解し、誠意をもって対応しよう

患者は、さまざまな不安を抱えながらリハビリテーションに取り組んできました。その不安のなかには、「もう元どおりにはならないかもしれない」という不安もあったでしょう。その不安を打ち消すようにリハビリテーションに励んできたのに、厳しい現実が伝えられ、奈落の底に突き落とされたような気持ちになります。リハビリテーションへの意欲を失うのも無理はありません。

しかし、自立に向けてリハビリテーションは着実に続けなければいけません。

この段階も、患者のつらい気持ちを理解して誠

5. リハビリテーションを行う患者とのコミュニケーション

意を持って対応し、リハビリテーションを促すことが基本です。

患者のために行動していることを伝えよう

患者はつらい感情を「攻撃性」というかたちで表現することがよくあります。攻撃性は外側に向かって現れる場合と、内側に向かって現れる場合があります。どちらに向かって現れるかは、患者の性格によりますし、また2つの傾向が共存し、交互に現れることもあります。

攻撃性が外側に向かって現れると、「障害がよくならないのは、治療が間違っているからだ」「リハビリの時間が少ないからだ」などと他人のせいにし、怒りをぶつけます。

このような患者には、「○○さんがそう思いたい気持ちはよくわかります」と、ひとまず患者の気持ちを受け止めることが重要です。そして、「医師も理学療法士も、○○さんにとって最善の方法をとっていますよ。これからもそのつもりです。私も○○さんのためを思って行動します」ということ伝え、リハビリを促しましょう。

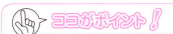

> 患者から怒りをぶつけられても逃げ出さず、その怒りをしっかり受け止めましょう。腫れ物に触るような態度で接したり、逆に反論したりすると、信頼関係を築くことができません。

非難がましい発言に注意しよう

攻撃性が内側に向かって現れると、自分を責めて悲嘆にくれたり、抑うつ的になります。自殺の危険性もあります。

このような患者には、感情を表出しやすい環境や雰囲気をつくり、積極的に傾聴します。安易な慰めは反発をまねきますが、話をじっくり聴いたうえで、「○○さんの責任ではありませんよ」と慰め、未来に目を向けるように援助しましょう。

注意すべきことは、非難に受け取られるような発言をしないことです。たとえば、励ますつもりで「訓練を一生懸命にしないとよくなりませんよ」などと言うと、患者は自分が非難されているように感じ、ますます自分を責めて苦しむことになります。

否認期への逆行も認識しておこう

混乱期は、先の否認期に逆戻りしやすい時期でもあります。たとえば、訓練によって少しでも機能が回復すると過大評価し、再び完治への期待がふくらむのです。リハビリに励んだり精神状態が落ち着いているようみえても、それは障害を受容したのではなく、否認期へ逆行しているのかもしれません。

また、混乱期と否認期を何度も往復する患者もいます。否認期に戻ることもあることを認識しておきましょう。

解決への努力期

他人に怒りをぶつけたり、自分を責めていても問題が解決しないことを悟り、リハビリテーションに意欲が芽生えてきます。また、患者のなかで少しずつ「価値の転換」が進む時期です。

障害をもつと、患者は人間としてのすべての価値が低下したと考え、劣等感を感じます。そこから、障害をもつ自分に価値を見いだすようになるのが「価値の転換」です。

下肢の運動機能障害をもつと、歩くという機能（価値）は失いますが、人間にはほかにも異なった価値がいくつも存在します。たとえば自分でご飯を食べることができる、友人や家族と会話をすることができる、趣味の音楽を聴くことができる、などです。「価値の転換」が進むと、それらの価値が自分には残っていることを認識できるようになるのです。

もう1つ例をあげてみましょう。

障害によって身体が変化すると外見が気になり、劣等感をもちます。しかし、外見よりも人格的な価値（親切さや優しさなど）のほうが人間には重要である、と認識することが「価値の転換」です。

対応術

患者の価値を見いだし、本人に伝えよう

　「価値の転換」が進むように援助していくことが重要です。そのためには、学生を含む医療スタッフが、まず患者の価値を見いだし、それを本人に伝えていきます。

　学生はできるだけ患者と行動をともにし、「○○さんはよく頑張っておられますね」「3日前は1mしか歩けなかったのに、今日は5mも歩けましたね」というように、患者のよい点やよい変化を言葉にして表現してみましょう。そして、これからも一緒に前進していくという姿勢でかかわります。

自信がもてない患者を支えよう

　「価値の転換」は容易ではなく、一進一退しながら少しずつ進みます。この間、患者は自分の新しい価値を発見しながらも、まだ自信がもてない

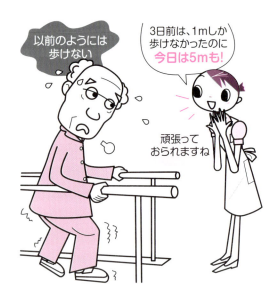

でいます。ですから、傾聴しながら患者の気持ちを理解しようと努めること、支持的な態度で接することも忘れてはなりません。

> **ココがポイント！**
>
> 　家族にも「価値の転換」が必要です。患者の価値を見いだして家族にも伝え、それを認識してもらいましょう。

疾患の可能性もある意欲の低下や感情の乱れ

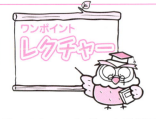

ワンポイントレクチャー

　脳の前頭葉には、意欲や感情、思考、学習、注意など、高レベルの機能が集中していると考えられています。また大脳辺縁系は、本能的な感情（食欲や喜怒哀楽など）と関係している部位です。

　脳疾患や外傷などによってこれらの部位が損傷を受けると、高次の脳機能が障害され（高次脳機能障害）、意欲が低下する、注意力が散漫になる、子どものように依存的になる、感情のコントロールができない、などの症状が現れます。

　患者がリハビリテーションに意欲的でない、依存的である、怒りっぽいなどの場合、障害の受容過程にあるのでなく、高次脳機能障害である可能性もあります。学生がそれを判断することは困難ですが、脳の損傷部位によっては、そのような症状が現れることを知っておきましょう。

5. リハビリテーションを行う患者とのコミュニケーション

● 受容期

「価値の転換」が完成すると、患者は障害をもつ自分を受け入れられるようになります。これは、あきらめや居直りではありません。障害をもつとは、自分という人間の価値を低下させることではないと認識し、自分に自信がもてるようになるのです。

対応術

ともに喜び、積極的に援助しよう

患者が自信をもてるようになったことを一緒に喜びましょう。この時期は、新しい生活に向かって積極的にリハビリに取り組むようになるので、励ましながら、それを援助していきます。

Column

■「できるADL」から「しているADL」へ

患者のADLは、理学療法士や作業療法士と情報交換しながらアセスメントしていきます。そのとき、「できるADL」ではなく「しているADL」で評価することが大切です。「できるADL」とは、訓練室で一生懸命にすればできる動作です。一方、「しているADL」は、とくに努力をせずに行える動作です。

「しているADL」で評価しなければ、日常生活の拡大につながりません。学生は、患者の病室での「しているADL」を他のスタッフに伝え、「できるADL」から「しているADL」に移行できるように働きかけましょう。

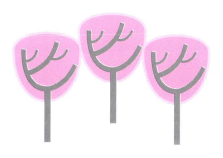

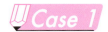

脳梗塞を起こし、右片麻痺が残った患者

生活背景とこれまでの経過

Aさん（66歳・男性）は1年前に退職し、妻と2人、年金で暮らしている。これまで仕事一筋に歩んできたので、これといった趣味はなく、毎日テレビを観て過ごすことが多い。年に1度、子どもや孫たちと旅行することを唯一の楽しみにしている。

Aさんは自宅で脳梗塞を発症し、救急車で搬送された。すぐに治療が開始されて急性期は脱したものの、右片麻痺が残り、リハビリテーションが始まった。

それから1週間後、Aさんと妻は「右麻痺の回復は難しい」と医師から伝えられ、右腕の拘縮予防と日常生活の自立をリハビリテーションのゴールにすることになった。

学生のかかわり

実習の初日、学生はリハビリテーションに同行しようと思い、「そろそろリハビリに行く時間ですね。私も一緒に行ってもいいでしょうか」と声をかけた。するとAさんは「来てもいいけど、今日はどうしようかなあ……。行くの、やめようかなあ……」と気が重そうな返事をする。

「そんなことを言わずに、頑張りましょう」と励まし、その日はリハビリテーションを行った。

翌日も、翌々日も「一緒に頑張りましょう」と励ますと訓練室へ行くものの、Aさんにはリハビリテーションを行う意欲が見られない。

学生はAさんの意欲を引き出したいと考えているが、どのようにかかわっていけばいいのかわからない。

対応術

意欲がない原因を探ろう

「頑張りましょう」を繰り返すだけでは、意欲を引き出すことはできません。なぜ、意欲がないのかを探ることが大切です。そのためには、Aさんの気持ちに寄り添い、感情の表出を助けましょう。

たとえば、「右手が使えないのはつらいですね」と言葉をかけてみます。あるいは、「Aさん、なぜあまりやる気が出ないのですか」と率直に聞いてみるのもいいでしょう。

そうすると、何らかの反応が返ってきますから、そこから原因を探っていきましょう。

成果はすぐに現れません

リハビリテーションに積極的に取り組めない原因はいろいろありますが、目に見えて成果が現れないことも1つでしょう。身体の機能は急激に失われたのに、リハビリテーションの成果は1週間や10日では現れません。

とくにAさんのように右利きの人が右片麻痺になると、生活のすべての面で動作が困難になります。左手でスプーンを持って食べる、左手で字を書くといった動作を、時間をかけて1から獲得していかなければなりません。そのため、リハビリテーションへの意欲を持続することは容易ではありません。

5. リハビリテーションを行う患者とのコミュニケーション

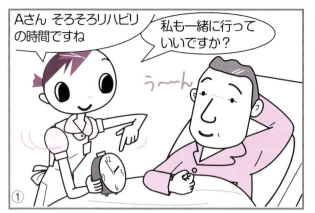
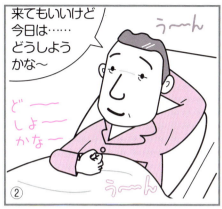
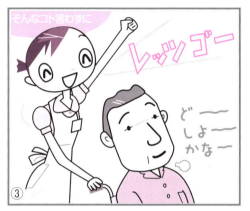
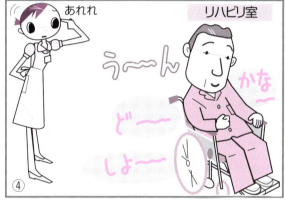

では、どうすればいいの？

Aさんと一緒に、小さな目標をもってみてはどうでしょう。「今日は、左手でボタンを3つ留められるようにしよう」「1人で座れるようにしよう」など、達成できそうな目標をもつのです。

そして達成できたらAさんと一緒に喜び、「よく頑張られましたね」と、ねぎらいの言葉をかけましょう。

生き甲斐や楽しみをみつけよう

Aさんの場合、退院後の生活に楽しみを見いだせないことも、リハビリテーションへの意欲が湧かない原因かもしれません。

これまで生き甲斐だった仕事も1年前にリタイアしていますし、これといった趣味もありません。唯一楽しみにしている家族旅行も、「もう無理だ」とあきらめているのではないでしょうか。

しかし、Aさんの自立度によりますが、家族が介助したり車いすを利用すれば、旅行も無理ではありません。

「これをやりたい」というような目標があれば、リハビリテーションへの意欲が出てきます。旅行も決して不可能ではないことを伝えたり、ほかにAさんの目標になるものがないかどうか、家族からも情報収集してみましょう。

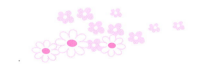

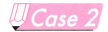

脊髄損傷によって下肢が麻痺した患者

生活背景とこれまでの経過

Bさん（18歳・男性）は、両親と3人で暮らす大学生である。入学してまもなく、自分が運転する車で友人とドライブしているときに対向車と正面衝突し、救急車で搬送された。

一命は取り留めたものの、脊髄損傷によって対麻痺（腰から下の麻痺）が残った。

状態が安定してからベッドサイドで理学療法・作業療法が開始された。その後、医師から「麻痺の回復は難しく、おそらく車いすの生活になるだろう」と告げられ、残存機能の保持と日常生活の自立に向けたリハビリテーションが始まった。

学生のかかわり

Bさんはリハビリテーションを拒否することもあれば、「今日はもっと頑張れる」と前向きな姿勢を見せることもある。ときは「これだけではリハビリの時間が短すぎる」と過度にリハビリテーションをしようともする。

感情の起伏も激しい。誰が話しかけても返事もせずに塞ぎ込んでいたり、面会に来た家族や看護師に当たり散らすこともある。

看護介入が難しい段階にいる患者だと聞いていたが、学生は自ら受け持つことを希望した。

実習1日目、挨拶しようと訪室すると、Bさんはベッドサイドで車いすに座っていた。

「はじめまして、……」と言おうとした途端、「お前に僕の気持ちなんかわかるわけがない！」と怒鳴られた。

年齢が近いこともあり、少しでもBさんの支えになれればと思っていた学生だが、初日からどうしてよいかわからなくなってしまった。

対応術

「否認期」と「混乱期」を行ったり来たり

Bさんはまだ障害を受容することができていません。大学に入学し、これから青春を謳歌しようというときに、突然、身体の自由を奪われたのです。容易に受容できるはずがありません。受容に至る心理プロセスの「否認期」と「混乱期」を行ったり来たりしています。

「これからどうなるのだろう」という不安や、「僕の人生はもうおしまいだ」というあきらめ、「リハビリテーションを強化すると、歩けるようになるかもしれない」というわずかな期待。このような感情が複雑に渦巻き、苦しんでいるのです。

怒鳴った気持ちを考えてみよう

Bさんのつらさを理解できたからこそ、学生は自ら受け持つことを希望しました。怒鳴られたからといって、逃げ出してはいけません。

なぜBさんが、「僕の気持ちなんかわかるはずがない！」と怒鳴ったのか考えてみましょう。

Bさんは、同じ年代の健康な学生の姿を見ることが、つらかったのではないでしょうか。「学生は自分の夢に向かって着実に進んでいっているのに、自分は1人で歩くこともできない……」。そう思うと情けなくなり、また、無性に腹が立ったのです。

5. リハビリテーションを行う患者とのコミュニケーション

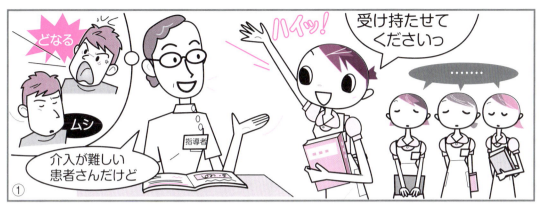
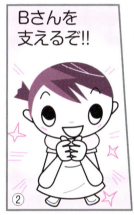
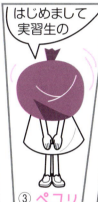
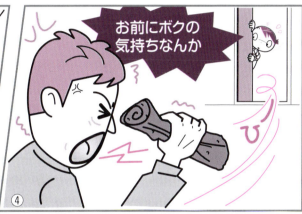

受け持たないほうがよかったの？

学生が受け持つことは、あらかじめBさんの了解を得ています。ですから、Bさんも同じ年代の学生に何かを求めていると考えられます。

怒鳴られたり、無視されたりすることもあるでしょうが、「Bさんを支えたい」という気持ちを忘れずに、誠実な態度で接しましょう。

また、できるだけ話をしやすい雰囲気をつくり、積極的に傾聴します。時間はかかっても、感情を表出することや話すことで、患者自身、気持ちの整理がつき、やがて障害を受容できるようになるのではないでしょうか。

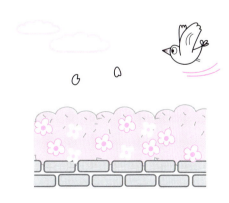

第6章

終末期にある患者とのコミュニケーション

終末期にある患者は、痛み、倦怠感などの身体的な苦痛に加え、死への不安や恐怖を抱えています。家族もまた、愛する人を失う悲しみを抱えながら、面会に来たり付き添ったりしています。

　1日1日を精一杯生きている患者・家族とコミュニケーションをとり、安楽・安全に向けた援助を行いましょう。

　ここでは、終末期にあるがん患者を中心に考えます。

1. 終末期にある患者

● 身体的な苦痛

　がんが増悪するとさまざまな症状が出現し、患者は多くの苦痛を抱えています。たとえば、呼吸困難、吐き気、嘔吐、全身倦怠感、疼痛、などです。また、処置に伴う苦痛もあります。

　終末期の患者が最も望んでいることは、これらの苦痛を取り除いてほしい、ということです。苦痛が緩和されなければ、精神的な安らぎも訪れません。

　とくに痛みは、早期にコントロールすることが大切です。強い痛みを経験すると、その痛みが去った後も、「またあの痛みが襲ってくるのではないか」と不安になります。すると痛みの閾値が下がり、少しの痛みも強く感じてしまい、痛みと不安の悪循環を形成してしまいます。そのため、悪循環が形成される前に、あるいは悪循環を早く断ち切るために、痛みを十分にコントロールすることが大切なのです。

　モルヒネなどの薬剤による痛みのコントロールをはじめ、症状をコントロールする緩和医療が進歩してきました。しかし、症状を完全に消失させるのは難しいことが少なくありません。

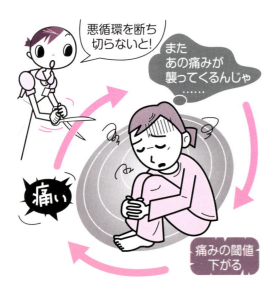

対応術

苦痛を緩和しよう

　終末期にある患者とのかかわりは、身体的な苦痛を緩和することが第一歩です。学生にもできることがたくさんあります。

　たとえば、①倦怠感の強い患者には、枕やクッションを用いて安楽な体位を保持する、②局所的な痛みには罨法を実施して緩和する、③呼吸困難がある患者には、濡れたタオルを吊したり、水を張った洗面器を枕元に置いて湿度を保つ、④足浴や手浴を行って緊張を解きほぐす、などです。

　どうすれば患者の安楽を得ることができるか考えてみましょう。

6. 終末期にある患者とのコミュニケーション

苦痛を増強させない技術が必要

介助を必要とする患者が多いので、看護技術をマスターしておくことも重要です。患者を疲れさせたり不安を与えたりすることのないように、基本技術を手際よく確実に実施できるのはもちろんのこと、苦痛を増強させない技術や工夫も身につけておきましょう。

実施するときは、「痛くないですか」「苦しくないですか」などと声をかけ、患者の反応を見ながら慎重に行います。

苦痛を表出してもらおう

苦痛は主観的な感覚ですから、他者がその程度を評価することはできません。そのため、「フェイス・スケールを使って判断することがあります（ワンポイント・レクチャー参照）。

患者の訴えに耳を傾けることも大切です。ところが、過去に助けてもらったことがある相手にしか、患者は苦痛を伝えることができません。本当に助けてくれるという実感が湧かないからです。

「看護師には『すごく痛いんです』と苦痛を表出しているのに、自分には話してくれない」という経験がある学生もいるのではないでしょうか。しかしそれは、患者にしてみれば、看護師がこれまでさまざまな援助をしているのに対し、学生は

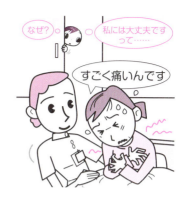

未知の存在であるからです。

実習期間は短いので、早く自分のことを知ってもらう努力をしていきましょう。単純な自己紹介だけに終わらず、患者に関心をもっていること、少しでも役に立ちたいと思っていることなどを、素直に伝えてみるといいでしょう。

表情や状態から苦痛を読み取ろう

状態が悪化し、会話が困難な患者や反応が得にくい患者は、表情や状態から苦痛を読み取りましょう。

たとえば、努力呼吸はみられないか、眉間にしわが寄っていないかなどです。また、自分自身で身体を動かせないことも苦痛でしょう。

言葉で訴えられない患者に対しては、しっかり観察することを心がけていきましょう。

フェイス・スケールとは？

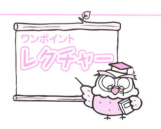

苦痛の程度を表現する際に、しばしば、このようなフェイス・スケールが用いられます。

5
全く苦痛はなく、快適

4
気になるほどの苦痛はない

3
やや苦痛がある

2
かなり苦痛

1
涙が出るほど苦痛

●死への不安・恐怖

もはや治療法がないことを告げられ、日々状態が悪化してくると、患者は死期が近づいていることをうすうす感じます。そうしたなかで、これまで体験したことがない「死」に対する不安や恐怖が襲いかかってきます。

「あと、どれくらい生きられるのだろうか」「私が死んだ後、夫（妻）や子どもは頑張って生きていってくれるだろうか」「死ぬときは苦しいのだろうか」「死後はどんな世界なんだろう」などの不安や恐怖と、患者は1人で闘っています。

また、これまでの人生を振り返り、「自分の人生はいったい何だったのだろう」と虚無感に襲われることもあります。

対応術

まず信頼関係を築き、精神面を支えよう

不安や恐怖と1人で闘っている患者を、精神的に支えることが重要です。そのことを理解し、「思いを表出してもらい、死に対する不安や恐怖を緩和する」と看護目標にあげている学生も少なくありません。

しかし、看護目標を達成するには、患者が思いを表出できるように、信頼関係を築いておくことが肝心です。

危険や苦痛を最大限予測し、確実な技術で日常生活を援助しましょう。そうしたかかわりのなかから、信頼関係が芽生えてきます。

積極的に傾聴しよう

「痛いのはつらいですね。でも○○さんはよく頑張っておられますね」「お子さんのことが心配でしょうね」などと共感的な言葉をかけて感情の表出を助け、患者が話を始めたら積極的に傾聴します。話をすることで精神の安定を図れますし、気持ちを受け止めてもらえたことで患者は安心感を得ることができます。

傾聴するときは、ベッドサイドのいすに座るなどして、「あなたの話をゆっくり聴きますよ」ということを態度で伝えることを忘れないでください。

安易な励ましで、話を遮断しない

傾聴の最中も、共感的理解を示しましょう。たとえば、「私はもう長くないんだろうねえ」と言われたら、「○○さんは、もう長くないと感じておられるのですね」と返します。

このようなとき、「そんなことを言わずに頑張りましょう」と答えないように注意してください。患者はそれ以上話を続けることができませんし、安易な励ましは何の効果もありません。

非言語的コミュニケーション・スキルを使おう

傾聴が患者の支えになることがわかっていても、「何と答えればいいかわからない」、と訪室できない学生もいるのではないでしょうか。確かに、先述のような共感的理解を示す言葉を返そうと思っても、スムーズに言葉が出てこないこともあるでしょう。

そのようなときは、無理に言葉を返そうとする必要はありません。黙って側にいるだけでもかまいませんし、患者の目を見てうなずく、そっと手を握る、肩に手をかける、などの非言語的コミュニケーション・スキルを使って、共感していることを伝えましょう。

ココがポイント！

患者は1人で不安や恐怖と闘っています。側に誰かがいてくれるだけで安心感が得られます。できるだけベッドサイドへ足を運びましょう。

● 生への希望

死への不安や恐怖におびえる一方、生への期待もあります。とくに症状がコントロールされて苦痛から解放されると、「このままよくなるかもしれない」という希望をもつことが多いようです。

全身状態が悪化していても、「奇跡が起こるかもしれない」「もしかすると、新しい薬の開発に間に合うかもしれない」などと、最期まで回復への希望をもっている患者もいます。

対応術

回復への希望を支えよう

明らかに患者の不利益になること以外は、その希望がいかに非現実的なことであっても否定せず、支えていきます。

たとえば、「食欲が出てきたから、もしかするとよくなるかもしれないなあ」と言われたら、「よくなるといいですね」などと答えるといいでしょう。「きっと、よくなりますよ」という安易な励ましは禁物です。

● 最期まで尊厳を保ちたい

終末期にある患者は、徐々に日常生活動作が低下し、介助を必要とする部分が増えてきます。しかし、できるだけ最期まで身の回りのことは自分でしたい、という気持ちがあります。これは、最期まで尊厳を保ちたいという人間の生理的な欲求です。

対応術

安全・安楽を確保しよう

学生が援助しようとしても、「自分でするから」と拒否されることもあるでしょう。でも、それは学生自身を拒否しているのではありません。誰しも、健康なときは当たり前に行っている、食べる、排泄する、歩く、入浴する、というようなことを他人の世話になりたくありませんし、「まだ自分はこれだけできるんだ」と信じたい気持ちもあるでしょう。

そのような気持ちを理解し、患者の安全・安楽を確保して自分で行えるように支援していきましょう。

患者を尊重した態度で援助しよう

日常生活を援助するときは、患者の自己決定の場面を増やし、患者を尊重した言葉遣いを心がけましょう。身の回りのことが自分でできなくなり、患者は無力感を感じているからです。

たとえば清拭を行うときは、「身体を拭かせてもらってもよろしいですか」と声をかけます。また、「寝間着はどちらがいいですか」など、些細なことでも患者の意向を聞くようにしましょう。

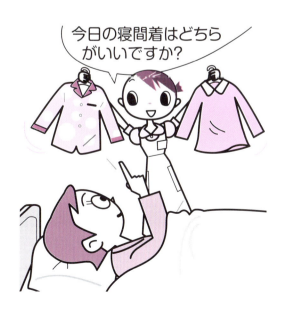

Case 1
何でも自分でしようとする肝臓がん末期の患者

生活背景とこれまでの経過

　Aさん（63歳・男性）は、妻と長男夫妻の4人で食堂を営んでいる。8年前にC型肝炎から肝細胞がんを発症。手術でがんを切除したものの、再発と転移を繰り返し、末期の状態にある。がんの告知は受けている。

　現在は骨転移による激しい痛み、腹水の貯留、下肢の浮腫、努力呼吸がみられる。痛みはモルヒネ錠でコントロールしているが、完全には消失していない。

　妻は毎日見舞いに来ているが、店の手伝いがあるため長居はできない。長男夫婦は店が休みのときに見舞っている。

学生のかかわり

　学生は日常生活の援助を中心にAさんにかかわっていった。

　Aさんは肩で息をしながらトイレへ行っているので、ベッドサイドにポータブルトイレを置き、「つらいときはこれを使われたらどうですか。どうしてもトイレへ行きたいときは言ってください。私が一緒に行きますから」と声をかけた。

　Aさんは黙って聞いていたが、その後も一人でトイレへ行く。また、学生が清拭しようとすると、「自分で拭ける」といってタオルを取ってしまう。

　学生は「何もすることがない」とナース・ステーションにいることが多くなった。

対応術

学生ができる援助を考えよう

　苦痛をこらえながらも1人でトイレへ行ったり、自分で身体を拭こうとするのは、身の回りのことは自分でしたい、という人間の生理的な欲求の表れです。また、出会ったばかりの学生への遠慮や恥ずかしさもあるでしょう。

　学生は「何もすることがない」と考えず、安全・安楽を確保し、Aさんの欲求を満たせるように援助しましょう。

　たとえば、トイレへは歩行器を使ってもらう、足浴の用意をして、自分で洗えるようなら洗ってもらう、シーツを交換して気持ちよく過ごしてもらう、クッションや枕を使って安楽な体位を取ってもらう、などです。

不安の表出も助けよう

　このような援助をしながらAさんの側にいることが大切です。誠意をもって、一つひとつ確実に援助していくと、Aさんとの間に信頼関係が芽生えてきます。

　身体の機能が徐々に低下し、「もうすぐ死ぬのだろうか」「このまま退院できないのだろうか」「店は自分がいなくても大丈夫だろうか」などと、Aさんは大きな不安を抱えていると考えられます。ところが家族の面会が少ないので、1日のほとんどを1人で過ごし、誰にも不安を打ち明けられずにいます。そんなAさんの置かれた状況を理解し、援助をしながら不安の表出を助けましょう。

患者の気持ちを受け止めよう

　Aさんが感情を表出されたら、積極的に傾聴し、気持ちをしっかり受け止めましょう。

6. 終末期にある患者とのコミュニケーション

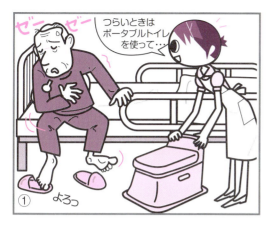
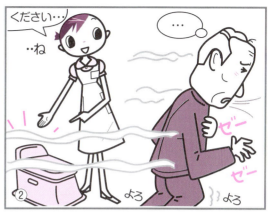
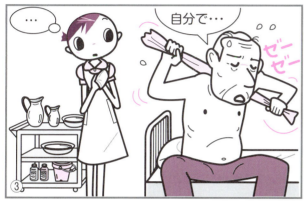
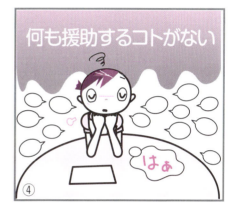

　もし、「もうすぐ死ぬのだろうか」と言われたら、「そんなことを言わずに頑張りましょう」と否定せず、「そんなふうに思われるのですね」と受け止めます。

　「死ぬのは怖くないよ。でも、痛いのと苦しいのはつらい……」と言われたら、「そうですね。痛いのはつらいですね」と返しましょう。

　「痛みは薬で和らぎますよ」などと言う必要はありません。「気持ち」を受け止めることが大切なのです。

A さんの要望を聞こう

　信頼関係が築けたら、A さんは残された時間をどのように過ごしたいと考えているか聞いてみましょう。そして、できるかぎり A さんの要望に添えるように援助します。

　仮に「1 日だけでも家に戻りたい」と言われたら、医師や指導者、家族にそのことを伝え、話し合いの時間を取ってもらいましょう。

> **ココがポイント！**
>
> 　患者から「もう死にたい」と言われることがあるかもしれません。でも、「死にたい」という気持ちの裏には「もっと生きたい」という思いもあるでしょう。学生は逃げ出したくなるでしょうが、「死にたい」という言葉を受け止め、「死にたい」気持ちになるほど、今苦痛なのだということを理解しましょう。そして身体的、精神的な安楽に向けて援助を続けてください。

2. 家族のサポート

愛する人を失う悲しみ

　もはや積極的な治療ができないことを伝えられ、日に日に状態が悪くなっていく患者を目の前にし、家族は深い悲しみに包まれています。

　「この人とあと、どれくらい一緒に過ごせるのだろうか」「この人のために、今私がしてあげられることは何だろう」「亡くなった後、1人で生きていけるだろうか」「せめて苦しまずに逝かせてあげたい」などの感情が渦巻いています。

　しかし、患者の前では弱音を吐くまいと、懸命に平静を装っている家族もいます。本人にがんを告知していない場合、患者の前では明るく振るまい、自分の感情を押し殺しています。

対応術

患者の様子を伝えよう

　家族の存在が、患者には大きな支え・励ましになります。患者を支えられるように、家族をサポートするのは看護師の役割です。できるだけ家族ともコミュニケーションをとるように心がけましょう。

　ずっと付き添っていない家族には、見舞いに来られたときに患者の様子を伝えます。たとえば、「今日は食欲があって、随分たくさん召し上がりましたよ」「お薬が出ているのですが、痛みがとれずにつらそうです」「ご家族が来るのを楽しみにされていましたよ」などです。

家族の気持ちも受け止めよう

　時間があれば、家族とだけ話をできる場をつくり、困っていることや医療スタッフに聞きたいことはないか尋ねてみましょう。病状について知りたいようであれば、医師から説明を受けられるように橋渡しをします。

　また、この時、家族の感情の表出を促し、しっかり受け止めましょう。

　たとえば、「ずっと側にいたいけど、仕事があるのでそうもいかない。こんなときに側にいてやれないのがつらくて……」などと言われたら、「そうですね。側にいてあげられないのはつらいでしょうね」と受け止めます。そして、「私たちは精一杯お世話させていただきます。何でも遠慮なくおっしゃってくださいね」というように言葉をかけ、励ましましょう。

家族との時間を大切にしてもらおう

　家族が面会に来られたら、ゆっくり話ができる環境を整えましょう。他人には聞かれたくない話もあるでしょうし、残された時間を家族だけで過ごしたいと思っていることもあるでしょう。

　個室であれば、「何かあれば呼んでくださいね」と声をかけて席を外す配慮も必要です。総室の場合は、談話室を使ってもらったり、散歩を促すのもいいでしょう。

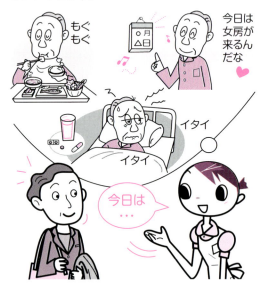

6. 終末期にある患者とのコミュニケーション

●疲労が蓄積している

家族は身体的にも精神的にも疲労が溜まっています。仕事や家事の合間を縫って、病院に足を運んでいます。疲れを自覚していても、患者のことが気になって、休んではいられないでしょう。精神面は、先述のようにさまざまな不安や葛藤、緊張があり、一時も気が休まりません。

対応術

ねぎらいの言葉をかけよう

家族の健康にも配慮することが大切です。

「お仕事もあるのに、よく頑張って面会に来られていますね。お疲れでしょうね」など、ねぎらいの言葉をかけましょう。

休息してもらうことはなかなか難しいかもしれませんが、たとえば患者が眠っているときは、「私が付いていますから、喫茶店へでも行って少し休まれたらどうですか」と声をかけ、休憩をとってもらいましょう。

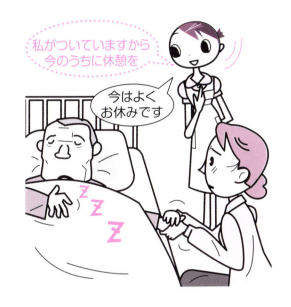

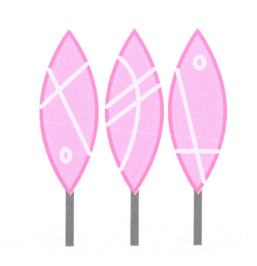

Case 2
妻が24時間付き添っている食道がん末期の患者

🌙 生活背景とこれまでの経過

Bさん（45歳・男性）は、妻と2人の子ども（中学2年生の長女、小学校4年生の長男）の4人家族である。4年前に食道がんを発症。手術・化学療法などの治療を続けていたが、頸部リンパ節など多発的に転移し、末期の状態にある。

積極的な治療法はなく、持続皮下注射で痛みをコントロールしている。Bさんと家族は、余命が数か月であると告げられており、妻は子どもたちの世話を実家の母に頼んで24時間付き添っている。子どもたちは休日に面会に来ている。

🌙 学生のかかわり

Bさんに必要なケアは、環境整備、配膳・下膳、清拭などの日常生活援助であると考え、学生は張り切っていた。

ところが、学生が配膳しようとすると、「私がするから、いいわ」と妻に言われた。「まだ慣れないから遠慮しているのかもしれない」と思っていたが、その後も同じである。配膳に限らず、寝衣交換、清拭など、身の回りのことはすべて「私がするから」と言って妻が行う。

学生は自分の役割を奪われたように思い、妻に反感をもちはじめた。

対応術

妻の気持ちを考えよう

なぜ妻がBさんの身の回りのことをすべてするのか考えてみましょう。おそらく、残された時間がわずかだと聞かされ、「夫にできるかぎりのことをしてあげたい」、「妻としての役割を果たしたい」と懸命なのではないでしょうか。子どものことも気がかりなはずです。でも、今は夫の役に立ちたいと頑張っているのです。

Column

■ 緩和医療（緩和ケア）

緩和ケアとは、痛みやその他の身体的、心理社会的、スピリチュアルな問題を対処し、苦痛の予防と緩和を行うことでQOLを改善するアプローチです。1990年では緩和ケアは治癒をめざした治療が有効でなくなった患者に対するケアでしたが、2002年では生命を脅かす疾患による問題に直面している患者とその家族に対するケアであると変更し、終末期にかぎらず早期から提供されるべきであることを明確にしました。緩和ケアでは、看護師の役割も大きくなります。患者を全面的に援助できるように、知識や技術はもとより、人間としても成長しましょう。

6. 終末期にある患者とのコミュニケーション

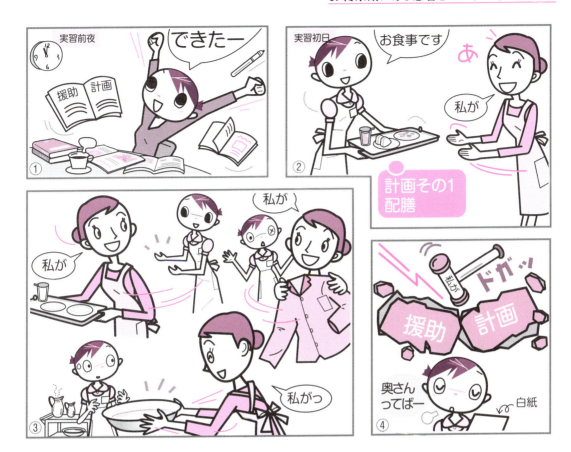

　このような気持ちを察し、できることは妻に任せましょう。そして、ねぎらいの言葉をかけるのを忘れないでください。

では、学生は何をすればいいの？

　妻が介護を安全に行えるように配慮することがいちばんです。また、知識を生かしたアドバイスをするといいでしょう。

　たとえば清拭をするとき、「食後にすると消化機能が低下するので、もう少し時間を置いてからのほうがいいですよ」「背中は床ずれができやすいので、軽くマッサージされてはどうですか」といった具合です。

　可能であれば、持続皮下注射を抜いて、シャワー浴を介助するのもいいでしょう。

子どもたちとの交流を援助しよう

　子どもたちの面会日は、家族がそろう貴重な時間です。家族でゆっくり過ごせるように環境を整えましょう。

　また、休日の面会だけではお互いの情報が不足するので、家族の交流が深まるように援助することも必要です。たとえば、交換ノートをつくるのも1つの方法です。1週間の出来事や気持ちをノートに書いて、面会日に交換するのです。そうすると、お互いの励みや慰めになると思います。

> **ココがポイント！**
> 　患者にとって最も大きな支え・慰めになるのは家族です。家族を支え、患者と家族の交流を援助することも看護師の役割であることを心にとめておきましょう。

第 7 章

認知症の患者との
コミュニケーション

認知症の症状は多様で、どの患者も同じ症状が現れるわけではありません。ただ共通して言えることは、さまざまな症状の背景には、「不安」「焦燥」「いらだち」などの感情が存在しているということです。

認知症患者の看護で大切なことは、居心地のよい空間をつくり、安心して穏やかに過ごせるようにすることです。患者の気持ちを理解し、患者を尊重した温かい対応を心がけましょう。

＊福祉施設では「利用者」「お年寄り」などと呼んでいますが、ここでは「患者」に統一しています。

1. 認知症とは

認知症は、脳の神経細胞が障害されて脳の機能が低下し、社会生活が1人で営めなくなる状態です。ほとんどの場合は徐々に進行し、現在の医療では治癒が困難です。

認知症の患者には多様な症状が現れますが、元になっているのは記憶障害と認知機能の障害です。これらを「中核症状」といい、中核症状によって引き起こされる二次的な症状を「行動・心理症状（周辺症状）」といい、BPSD（behavioral and psychological symptoms of dementia）の略語が用いられます。行動・心理症状は不安・焦燥、興奮・暴力、うつ状態、幻覚・妄想、徘徊などで、日常生活に支障をきたします。

最初に、中核症状とはどのようなものか押さえておきましょう。

● 記憶障害

加齢に伴って「物忘れ」がみられるようになります。物忘れは、「顔は知っているのに、どうしても名前が出てこない」というようなもので、何かの拍子に思い出したり、ヒントを与えれば思い出したりします。

記憶障害はこのような「物忘れ」とは異なり、新しいことを覚えられない、過去のことを思い出せない障害です。とはいうものの、過去の記憶を一度にすべてなくしてしまうわけではありません。記憶は時間と内容ごとに、次のように分類されており、残っている記憶もあります。

1 時間の分類

①短期記憶

短時間（数十秒から1分以内）だけ覚えていればいい記憶です。たとえば、「電話番号のメモを見て、自分で復唱しながら電話をかける」というような場合の記憶です。

②近時記憶

「昨日の晩ご飯は何を食べたか」というような比較的最近の記憶です。

③遠隔記憶

「10年前に祖母が亡くなった」「3年前に海外旅行に行った」というような、かなり以前の記憶です。

※

認知症は一般的に、短期記憶・近時記憶から障害され、遠隔記憶が最後に失われるといわれています。ですから、たとえばさっき食べた食事のことは忘れても、子どもの頃の記憶は残っていたりします。

2 内容の分類

①手続き記憶
「自転車の乗り方」や「ピアノの弾き方」などのように、身体で覚える記憶のことです。

②陳述記憶
- エピソード記憶：「去年のゴールデンウィークに京都に行った」というような、思い出の記憶です。
- 意味記憶：「かけ算」や「英語の単語」などのように、繰り返し学習によって獲得した記憶です。

※

認知症は一般的に、陳述記憶から失われ、手続き記憶は最後に障害されるといわれています。ですから、たとえばピアノを習っていた患者は、過去の記憶を失ったり、曲名を忘れたりしてもピアノは弾くことができる、というようなことがあります。

●認知機能の障害

認知機能の障害は、見当識障害、理解・判断力の低下、失語・失行・失認、遂行機能障害です。

1 見当識障害
見当識障害とは、時間、年月日、季節、場所や他人との関係性の障害など、自分が置かれている状況の把握が困難になることです。

〈例〉
- 今が何日で何時なのかわからない。
- 自分が何歳なのかわからない。
- トイレがわからない、道に迷う。
- 自分と家族の関係がわからなくなり、娘を「お母さん」と呼ぶ。

2 理解・判断力の低下
理解力や情報処理能力の低下、判断力の低下が起こります。

〈例〉
- 一度に2つ以上のことを言われたり、漠然とした表現では理解できない。
- いつもと違うことに対処できず、混乱する。
- 自動販売機やATMが使えない。

3 失語・失行・失認

①失語
「言葉を話す」「相手の話している言葉を聞いて理解する」「言葉を書く」「言葉を読んで理解する」という言語機能が低下する障害です。

②失行
手足などの運動機能は正常にもかかわらず、日常生活で何気なく行っている動作がうまくできなくなる障害です。

〈例〉
- 洗濯物をたためない。
- 日頃使っているハサミやブラシなどの道具が使えない。
- 櫛で歯を磨こうとするような、道具の使用の混乱がある。
- 急須にお茶の葉を入れて湯を注ぐ、などの連続した動作ができない。
- 服を後ろ前に着たり、ズボンの片方に両足を入れるなど、衣服をうまく着ることができない。また、うまく脱ぐこともできない。

③失認
視覚、聴覚、触覚といった感覚機能は正常に保たれているのに、対象を認識できない障害です。

〈例〉
- コップが見えているのに、それがコップだと認識できない。
- 電話の呼び出し音が聞こえているのに、それが電話の呼び出し音だと理解できない。

また、視空間の半分にあるものを無視してしまう状態も失認症の1つです。無視するというのは、そこに注意を払うことができなかったり、認識できない結果、起こります。

〈例〉
- 左側（あるいは右側）の障害物にぶつかる。
- 左側（あるいは右側）に置かれている食べ物に気が付かない。

4 遂行機能障害

遂行機能とは、効率のいい手順を考えたり、計画を立てて行動し、それが正しかったのかどうか省みる機能です。その機能が障害を受けると、無駄が多かったり、行うタイミングが悪かったりします。また、次に行うときにそれを修正するということができません。記憶障害、失語、失行、失認も関与しています。

〈例〉
- 目的地に行くのに遠回りになってしまう。
- 約束の時間に間に合うように時間を逆算して準備ができない。
- 行動の先が読めないために、次の行動にスムーズに移行できない。

認知症の分類

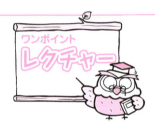

認知症は、脳の病的な変化で脳細胞が死滅する「神経変性疾患」と「脳血管性認知症」、「その他」に分類されます。「神経変性疾患」には、アルツハイマー型認知症、レビー小体型認知症、前頭側頭型認知症があります。「その他」はクロイツフェルト・ヤコブ病やAIDSなどの感染症、内分泌・代謝疾患などです。

認知症のうち、アルツハイマー型認知症が6割以上でいちばん多く、次に多いのは脳血管性認知症です。

＊アルツハイマー型認知症

大脳皮質や海馬などにβアミロイド（タンパク質のゴミ）やタウタンパク（特殊なタンパク質）が蓄積し、脳の神経細胞の変性や消失が起こります。そのため、認知機能が低下し、日常生活に支障をきたします。

＊脳血管性認知症

脳出血や脳梗塞によって、脳の神経細胞が部分的に障害されます。障害された部位、範囲の大きさによって、症状の現れ方が異なります。脳卒中の原因疾患がうまくコントロールされたり、治療が功を奏すると、認知症の症状を一定のところで抑えられます。脳卒中の発作を繰り返すと、損傷範囲が拡大し、症状は段階的に悪化します。

2. 患者の心理と基本的な接し方

● 認知症患者の心理

1 不安や焦燥

記憶障害や認知障害は、徐々に進行します。初期の段階では、記憶を失ったり動作ができなくなったことを本人が認識していることもあり、「どうしてこんなことが思い出せないのだろう」などと不安や焦燥が生じやすくなります。

認知症が進行すると、過去・現在・未来という連続性がなくなり、状況を的確に把握することができなくなります。そのため、ここがどこなのか、なぜ自分がここにいるのか、どのような行動をとればいいのか、まわりにいる人は誰なのか、などのことがわからなくなり、不安になります。

不安が募ると、不穏状態になる、いらいらして不機嫌になる、落ち着かない、何度も同じことを聞く、などの行動がみられます。

2 いらだちやもどかしさ

自分の感情や意志をうまく伝えられない、自分が思っているようにできない、といったことから、いらだちやもどかしさを感じています。

いらだちやもどかしさは、不穏状態、大声や奇声を発する、暴力をふるう、などの行動を引き起こすことがあります。

3 「快」「不快」の感情

記憶障害や認知機能の障害が進行しても、何もわからなくなるわけではありません。感情の部分は比較的保たれており、周囲の人の言動や接し方に対して「快」「不快」の感情が生じます。

羞恥心や自尊心も残っています。失禁して汚れた下着を隠すというような行為は、失敗を隠そうとする羞恥心の現れである場合もあります。

 ココがポイント！

不安、焦燥、いらだち、不快感など、さまざまな行動・心理症状を起こします。認知症の患者はこのような気持ちで生活していることをまず理解しましょう。

● 基本的な接し方

1 自尊心を傷つけない

動作がうまくできなかったり、何度も同じことを聞かれても、患者の自尊心を傷つけるような言動はとるべきではありません。たとえば、幼児言葉で話しかける、失敗行動を叱る、命令する、バカにしたような態度をとる、などです。

自尊心が傷つくと、精神状態に影響を及ぼすこともあります。長い人生を歩んできた、人格をもった1人の人間として、尊重した態度で接することが看護の基本です。

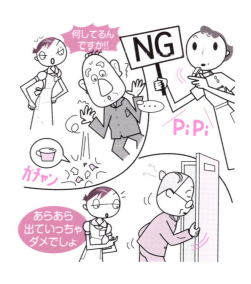

2 理屈で説明しない

さまざまな周辺症状は、記憶障害と認知機能の障害によって引き起こされます。したがって、「トイレはここではありません。あっちですよ」「今は治療が必要で入院しているのですよ」などと理屈で説明しても患者は理解できず、混乱をまねきます。行動・心理症状に対しては、後述するように適切な対応をしましょう（3．行動・心理症状への対応の仕方）。

3 否定や訂正をしない

患者の話が間違っていても、否定や訂正はしません。たとえば、「息子がもうすぐ帰ってくるから夕飯の支度をします」と話しても、「そうですか。私も何かお手伝いしましょうか」というように、ひとまずは患者の話を受け止めましょう。「息子さんは来ませんよ」などと否定すると、患者は混乱してしまいます。自尊心が傷つくこともあります。

4 患者のペースに合わせる

高齢者は会話や動作のスピードがゆっくりです。そのペースに合わせることは老年看護の基本です。認知症の患者は周囲の状況や変化を正しく理解できないので、とくに患者のペースに合わせることが大切です。

日常生活援助も同様です。食事や衣服の着脱の動作が遅いからといって、急がせたりすると患者は混乱し、不安や焦燥をまねきます。話しかけるときもゆっくりと、はっきりした口調で話しかけます。

5 患者にわかる言葉で話す

物の名前がわからなくなっていても、ほかの言葉で表現すると理解できることがあります。たとえば、名字や名前で呼ばれると自分のことだと理解できなくても、若い頃のニックネームで呼ぶと「はい、何ですか」と答える患者もいます。

また、「トイレ」「便所」が理解できなくても、「かわや」は理解できたり、故郷の方言で話すと伝わる場合もあります。

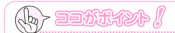

何を言っても理解できないと決めつけず、いろんな言葉で話しかけてみましょう。

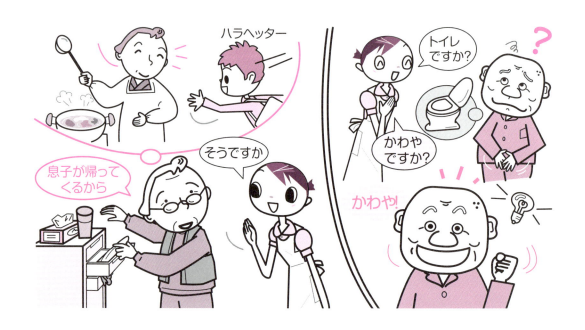

6 反応が少なくても話しかける

発語がほとんどない患者に対して、「反応がないから」「言ってもわからないから」などの理由で声をかけない学生がいます。しかし、ていねいな言葉で話しかけ、患者を大事に思っていることを伝えることが大切です。

たとえ言葉で表現することはできなくても、自分は大事にされているのか、それとも厄介者扱いされているのか、相手の接し方から患者は敏感に感じとっています。大事にされていることがわかると精神状態が落ち着きます。

たとえ反応が少なくても、援助するときは「トイレへ行きましょうか」「服を着替えましょうか」と必ず声をかけます。また、「今日はいいお天気で気持ちがいいですね」などと積極的に話しかけましょう。

7 できることは手伝ってもらう

自立のために、できないことを援助することが基本です。そのほかにも、患者ができること、あるいはできそうなことをみつけ、手伝ってもらいましょう。福祉施設では、配膳や洗濯物の片づけを手伝ってもらっているところがあります。

かえって時間がかかったり、見当違いなことをすることもあるでしょう。でも、一緒に見守りながら行い、「ありがとうございます。手伝ってもらって助かります」と感謝の気持ちを伝えます。役に立っていることが分かると自尊感情が高まり、生活に意欲や張りが出てきます。

3. 行動・心理症状への対応の仕方

行動・心理症状は、中核障害によって引き起こされる二次的な症状です。不安やいらだち、身体的変化などがあり、それをうまく伝えることができないために現れることがよくあります。行動・心理症状は、患者が意志や欲求を伝える表現方法だといえるかもしれません。

患者が情緒の安定を得られるように、背景を探って適切に対応しましょう。不適切な対応は、症状を悪化させる結果になります。

●何度も同じことを聞く

「ご飯はまだ?」「検査はいつ?」などと、数分もたたないうちに何度も同じことを聞くことがあります。これは、記憶障害のために聞いたことを覚えていなかったり、不安や気がかりなことがある場合によくみられます。

対応術

何度でも優しく対応しよう

「さっきも言いましたよ」とうんざりしたような口調で答えてはいけません。無視するのはもってのほかです。

「ご飯はもうすぐですよ。用意ができたら呼びに行きますね」「検査はお昼からですよ。私が一緒に行きますから安心してください」と、何度でも患者の気持ちを受け止めて、優しく対応します。毎回同じ答えでかまいません。そのときに納得できるような答えを返してもらえれば、患者は安心します。

あるいは、「検査まで時間がありますから、一緒に音楽を聴きませんか」などと、ほかのものに関心が向くように働きかけてもいいでしょう。

その一方で、何か不安なことや気がかりになることがあるのだろうか、と観察することも必要です。

● 尿失禁

尿失禁は、①トイレの場所がわからない、②トイレの使い方がわからない、③衣服の着脱がうまくできずに間に合わない、④排泄動作がとれない、⑤尿意を伝えられない、などが原因です。トイレ以外のところで放尿することもあります。

対応術

不用意な言葉に注意しよう

患者の自尊心を傷つけないことが重要です。「あっ、おもらししたんですか。早く着替えましょう」「ここはトイレではありませんよ」などというと、叱られた、恥をかかされたという不快な感情だけが残ります。とくにほかの人がいる前では、このような不用意な発言をしないよう注意しましょう。

では、どうすればいいの？

「出てよかったですね」と肯定的にとらえたり、「お水をこぼしてしまいましたね」などと別の理由をつけ、「風邪をひくといけないので、着替えましょう」といった対応をとります。

失禁を防ぐことはできないの？

排尿パターンを把握してトイレ誘導する、トイレに「便所」「かわや」などと患者にわかる言葉で大きく表示する、容易に着脱できる衣服を選択する、放尿しがちな場所にポータブルトイレを置く、といった対応で失禁を防げる場合があります。

> **ココがポイント！**
> そわそわして落ち着かない様子のときは、排尿したいのかもしれません。サインを見逃さず、トイレへ誘導しましょう。

● 徘徊

周囲の人からみればなぜ歩き回るのかわからなくても、本人は目的をもっている場合がよくあります。たとえば探し物をしていたり、長い間の生活習慣から「子どもを駅に迎えに行く」「夕食の買い物に行く」「会社に行く」などと出かける支度をして徘徊する患者もいます。

また、情緒の不安定が徘徊として現れることもあります。何か気がかりなことがある、不安が募って落ち着かない、自尊心を傷つけられた、などです。

対応術

安全面に配慮し、適切な言葉をかけよう

無理に止めようとせず、安全面に気を配りながら見守ることが基本です。

転倒、体力の消耗、脱水などの危険性がある患者には、適切な言葉をかけて徘徊をやめさせたり、中断させます。その際、患者の生活歴から徘徊の目的を理解しておくことが重要になります。

たとえば、「今日は日曜日だから、会社はお休みですよ」「お子さんのお迎えは、今日はご主人が代わりに行かれましたよ」などと声をかけると、「そうか、今日は日曜日か」と納得することがあります。

あるいは、「私がお買い物の荷物を持ちましょう」と言って一緒に歩き、会話をしながら関心をほかに向けたり、「ちょっとお茶を飲んでいきませんか」と休息を促してみましょう。

大事に思っていることを言葉や態度で伝えよう

情緒の不安定が徘徊の原因になっている場合は、何が不安や気がかりになっているのかを探り、それを取り除くことが大切です。同時に、患者の

7. 認知症の患者とのコミュニケーション

ことを大事に思っていること、ここは安心できる場所であることを言葉や態度、表情などで伝えましょう。

● 帰宅欲求

「これから家へ帰ります。今日はありがとうございました」と荷物をまとめて帰宅しようとすることがあります。「早く帰らないと家族が心配するから」と必死に看護師に訴える患者もいます。

このような帰宅欲求は、入院（入所）した当初に起こりがちな行動です。過去と現在がつながっていないので、なぜ家族と離れて自分だけがここにいるのかわからず、まわりは知らない人ばかりで不安が募るのです。環境に慣れてからでも、現在の生活に不安や不満があると帰宅欲求が現れることがあります。

▶ 対応術

■)) 安心できる場所であることを伝えよう

入院（入所）したばかりの患者を受け持ったら、心の安定が得られるように、「ここは安心できる場所ですよ」ということを言葉や表情で伝えるように心がけます。

■)) 「家に帰ります」と訴えられたら？

「お食事を用意しましたから、今日はここに泊まっていってください」「今日は遅いので明日にしましょう」と関心がほかに向くように話しかけてみましょう。

「ここが○○さんの家ですよ」「○○さんは治療のために入院しているのですよ」などと説明しても混乱するばかりで、不安の軽減にはなりません。

頻回に訴えがある場合は、居心地が悪いと感じている様子はないか、不安の原因になるようなことはないか、注意深く観察しましょう。

● 収集癖

まわりの人からみれば、「何でこんな物を？」と思うような物を集めてベッドの下や衣装ケースにため込んでいる患者がいます。たとえば、トイレのスリッパ、タオル、トイレットペーパーなどや、食べ物の場合もあります。

何か目的があって集めたのに、その目的を忘れてしまった、後で食べようと思って取っておいたのに忘れてしまった、集めた物がたくさんあると安心する、などいろいろな理由が考えられます。

▶ 対応術

■)) 注意したり、目の前で片づけない

不潔な物や腐りやすい物を集めると生活環境が悪化しますし、ほかの患者の物を持ってくるとトラブルの原因になります。そのため、「不潔だから捨てましょう」「これは○○さんの物ですよ。勝手に持ってきてはいけませんよ」などと注意してしまいがちです。

しかし、患者にとっては目的があって集めた大切な物です。注意したり片づけようとすると、興奮したり攻撃的になります。

■)) では、どうすればいいの？

ほかの患者の物や不潔な物でなければ、ある程度は見守ります。

そして、ほかのことに関心が向くようにレクリエーションやグループ活動に誘ってみましょう。集めたことを忘れていることもあるので、患者がいない間に、全部ではなく一部だけ片づけるのもいいかもしれません。

なぜそれを集めるのかという背景を探り、対処法を考えていきましょう。

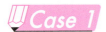

発語がなく、表情が険しい患者

生活背景とこれまでの経過

Aさん（75歳・女性）は若い頃に夫に先立たれ、華道で生計を立てながら2人の息子を育ててきた。息子が結婚して独立してからもカルチャーセンターで華道を教え、1人で暮らしていた。

ところが70歳を過ぎた頃から軽い脳梗塞を繰り返し、認知症が進行。身の回りのことができなくなったが、息子家族とは同居できないために2年前に介護老人保健施設に入所した。

学生のかかわり

学生が受け持ったとき、Aさんは次のような状態だった。自力歩行は可能だが、食事、清潔、排泄の援助が必要で、おむつを使用。発語はほとんどなく、表情が険しい。時折、おむつをごそごそとさわる仕草がみられる。

学生は指導者とともに日常生活援助を行うが、「発語がほとんどなく、表情が険しい」という状態は変わらない。そのため、このままの援助でいいのかどうか悩む。

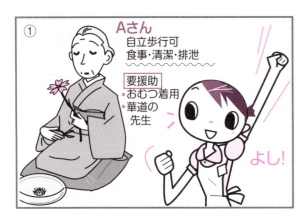
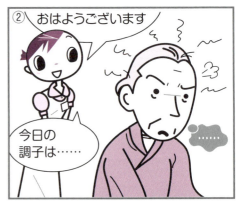
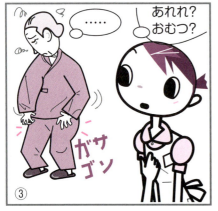
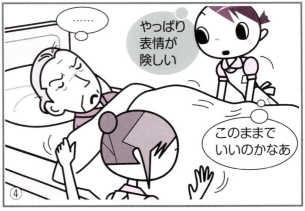

7. 認知症の患者とのコミュニケーション

対応術

ていねいな言葉遣いで話しかけよう

表情が険しいのは、おそらく現在の状況に不満をもっていたり、居心地の悪さを感じているからでしょう。

まず、自分の援助を振り返ってみましょう。援助するとき、声をかけていましたか。発語がみられなくても、「Aさん、お昼ご飯ですよ」「おいしいですか」「お風呂に入ってさっぱりしませんか」などと、ていねいな言葉遣いで声をかけて行うことが基本です。相手を尊重した態度で接すると、大切に思っていることが伝わります。変化はすぐに現れないかもしれませんが、居心地がよいと感じてくれるはずです。

不満や居心地の悪さの原因を探ろう

「表情が険しい」と一口にいっても、険しさが少しはましになったり、逆に非常に険しくなることもあるはずです。援助をしながら、どんなときに少しはましになるのか、あるいはどんなときに険しさが増すのか観察しましょう。そこから不満や居心地の悪さの原因になっているものがみえてきます。

たとえば、おむつ交換のときはどうでしょう？険しさが増したり、嫌がっているような様子はないでしょうか。Aさんは、時折おむつをごそごそとさわっています。おむつを外してほしいのかもしれません。おむつの使用は、患者の自尊心を大きく傷つけます。華道の先生をしていたAさんは、なおさら自尊心が傷ついているのではないでしょうか。

おむつ交換を嫌がっているような様子があれば、「トイレに行きましょうか」と誘導するなど、一つひとつ原因を取り除いていきましょう。

自尊感情が高まるところにアプローチしよう

Aさんの自尊感情が高まるところをキャッチして、そこに働きかけてみるのもいいでしょう。

たとえば、Aさんは長年華道の先生をされていましたから、花と花瓶を用意して、「Aさん、すみませんが花を生けてもらえませんか。私はうまくないので」とお願いしてみてはどうでしょう。学生がAさんに生け方を教えてもらう、という場面を設定してもいいかもしれません。

本来のAさんらしさやAさんのもっている力を発揮することができれば、自尊感情が高まり、生活に意欲と張りが出てきます。

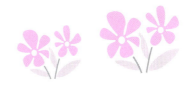

Case 2
1人で出て行こうとする患者

生活背景とこれまでの経過

　Bさん（81歳・女性）は、九州の生まれ育ちである。夫と死別後も地域の老人クラブなどに参加し、1人で暮らしていた。ところが、脳梗塞を起こしてから認知症の症状が現れ、東京で息子家族と一緒に住むことになった。移り住んだ当初は、軽い記憶障害がある程度で日常生活はほぼ自立していたが、失禁や徘徊がみられるようになり、介護老人保健施設へ入所した。

学生のかかわり

　学生が受け持ったのは、Bさんが入所して1週間目のことである。学生が挨拶に行くと、じっと学生を見つめるだけで黙っている。かといって、学生を拒否するような態度もみられないので、Bさんのペースの合わせ、行動をともにしていた。
　ある日、学生が離れたすきにBさんがいなくなった。探してみると、階段を降りようとしている。学生は「Bさん、どこへ行くんですか。勝手に行ってはいけませんよ」と駆け寄った。すると「うるせえ」と払いのけられ、どう対応すればいいのかわからなくなった。

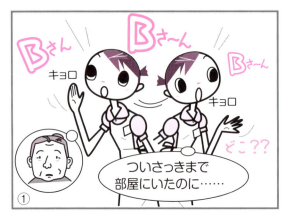

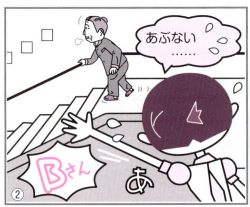

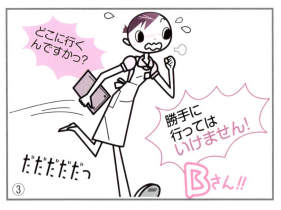

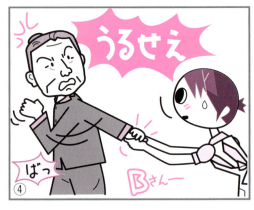

7. 認知症の患者とのコミュニケーション

対応術

大きな環境変化による不安を理解しよう

まさかBさんがこのような行動をとると思わず、また階段で転倒してはいけないと心配し、学生は焦って「勝手に行ってはいけませんよ」といったのでしょう。でも、適切な言葉かけではなかったですね。

なぜBさんはフロアの階段を降りようとしたのか考えてみましょう。生まれ育った九州を離れて東京に引っ越し、そしてまた施設への入所です。短期間の間に環境が大きく変化しています。

息子家族との同居とはいえ、東京に引っ越したときも、Bさんは不安だったのだと思います。それが徘徊という行動に現れたのでしょう。施設には息子もいません。入所したばかりで、まわりは知らない人ばかりです。東京の言葉にもなじめません。そのようなことから、居心地が悪く、不安が募り、自分の家に帰ろうとしたのではないでしょうか。

「これから家に帰ります」と言葉で帰宅欲求を訴える患者もいますが、Bさんのように何も言わずに行動に移すこともあります。

では、どうすればいいの？

たとえば、「Bさん、どこかへお出かけですか？お茶の用意ができましたから飲んでいきませんか」と関心をほかに向けるように話しかけてみます。あるいは、「私も一緒に行っていいですか」と声をかけ、しばらく一緒に施設内を歩いてみるのも1つの方法です。

「勝手に行ってはいけませんよ」というような行動を否定する言葉は、患者を興奮させるので注意しましょう。

早く施設になじんでもらおう

Bさんは入所してまだ1週間ですから、「ここは安心できる場所ですよ」ということと、Bさんのことを大切に思っていることを伝えましょう。また、早く施設になじめるように、他の入所者との間を取り持つことも必要です。

> **ココがポイント！**
>
> 「ここは安心できる」「自分は大切に思われている」ということが実感できるように、ていねいな言葉遣い、温かい態度で接しましょう。

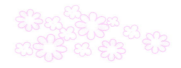

第8章

精神疾患の患者との
コミュニケーション

精神の健康を取り戻し、社会復帰できるように患者を援助することが精神障害をもつ人の看護です。精神疾患は心の成長・発達、これまでの人生が大きく関与しているので、個々の患者を理解することがより求められます。緊張せず、自然体でかかわることから始めましょう。

1. 基本的な接し方

● 自然体でかかわる

どのような疾患の患者でも、不安や苦痛を表出できるように、信頼関係を築くことが大切です。それは、精神疾患の患者も同様です。

ただ、精神疾患の患者の多くは対人関係を形成するのが苦手で、人との関係に不安感や緊張感をもっています。特に初対面の時には緊張感が高まります。一方、学生も「自分の不用意な言葉で精神状態が悪化したらどうしよう」といった不安をもち、過度に緊張していることが多いようです。

しかし、学生までもが緊張していると、お互いの緊張が増幅され、いつまでも信頼関係を形成できません。「精神疾患の患者」と意識せず、まずは自然体でかかわりましょう。

● 温かい態度で接する

患者が対人関係をうまく形成できない背景には、自分が傷つくことへの恐れ、他者への不信感があります。また、社会生活が破綻して入院に至るケースが多く、そのため社会からも家族からも見捨てられたという被害意識があります。なかには、「誰かに狙われている」「周りの人間は敵だ」といった被害妄想にとらわれている患者もいます。

そのようなことから、患者にとって安心できる存在になることが大切です。温かい態度、誠実な態度で接し、自分は患者の味方であること、安心できる存在であることを伝えましょう。

● 患者をよく観察する

対人関係に不安や緊張が強い患者は、自分の思いをスムーズに言葉に出して伝えることができません。けれども、表情やしぐさ、態度、空間・距離の置き方などに、患者のメッセージや気持ちが現れています。何も言葉が返ってこなくても、患者をよく観察することで多くの情報を得ることができます。

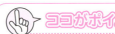 ココがポイント！

患者のそばにいることが肝心です。沈黙が続いて居心地の悪さを感じるときは、「ここにいてもいいですか」と声をかけてみましょう。

●「なぜだろう？」と考える

患者の言動には、必ず何らかの理由があります。現象だけで判断せず、患者の思いに心を傾け、「なぜだろう？」と考えることが大切です。

たとえば、男性患者から性的な言葉を投げかけられたら、「気持ち悪い」と思わず、「性的な言動が出るのはなぜか？」と患者の背景を考えます。いくら指導しても、ベッド周りの整理をせずに1日中ぼんやり過ごしている患者を「だらしない人」と決めつけず、「なぜ、ぼんやりしているのだろう？」と考えるのです。

8. 精神疾患の患者とのコミュニケーション

●すぐに理由を決定しない

「なぜだろう？」と考えるときは、できるだけたくさんの仮説を立ててみましょう。

たとえば、妄想のある患者が「ご飯を食べたくない」といっても、「被毒妄想による拒否だ」と決めつけてはいけません。お腹がいっぱいなだけかもしれませんし、その食べ物が嫌いなのかもしれません。あるいは、隣に座っている人が嫌い、ほかに気になることがある、という理由なども考えられます。すぐに理由を決めつけないことも大切です。

●成果を焦らない

わずか2～3週間の実習期間では、患者に大きな変化がみられることはほとんどありません。変化を期待して「散歩に行きましょう」「ゲームをしませんか」「レクリエーションに参加しましょう」などと一方的に働きかけると、患者の負担になります。

成果を焦らず、患者の言動の意味を考えて、共感的態度で接することを心がけてください。

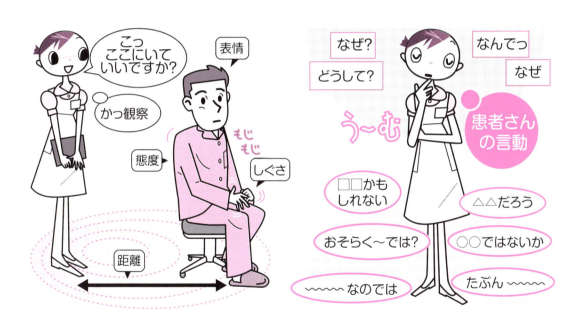

2. 精神症状への対応の仕方

● うつ状態

憂うつで気が滅入り、寂しく、悲しく、絶望的な気持ちになっている状態です。思考が働かず、仕事や勉強、身の回りのこと、趣味、遊びなど、何もする気が起こりません。うつ症状が亢進している時期は、言動が少なくなったり皆無になったりし、1日中臥床することが多くなります。

睡眠障害はほぼ必発で、食欲不振、頭痛などの訴えも多くみられます。また、罪業妄想や心気妄想（後述）を抱くこともあります。

うつ状態はうつ病の主症状ですが、統合失調症の患者がうつ状態に陥ることもあります。

対応術

励まさず、温かい態度で接しよう

外見からは想像できないほど、患者は苦しんでいます。患者の話や訴えをしっかり傾聴し、苦しい心情を理解しようと努めることが大切です。

注意すべき点は、「頑張りましょう」「元気を出してください」などと励まさないことです。励ますと、かえって患者を追い込んでしまいます。

でも、必ず治ることや今の状態は長く続かないことなどを伝える必要があります。「必ずよくなりますよ。今は何も考えないで、ゆっくり休みましょう」などと言葉をかけ、温かい態度で接しましょう。

無理に誘わないようにしよう

学生はよく、「レクリエーションに参加して気分転換を図ってもらおう」と考えます。もちろん患者が望めばいいですが、無理に誘ってはいけません。患者は何をするのも苦痛なのです。特にうつ症状が亢進している時期は、返事をするのも億劫です。「今はしたくない」と拒否したり、返事がないときは、温かく見守りましょう。

生活の基本的な部分は援助しよう

洗面、歯磨き、入浴、食事などの動作も困難な場合は、必要最低限の援助が必要です。食事、水分補給、便秘にはとくに注意しましょう。

朝は動くことができなくても、夕方になると気分がよくなるといった日内変動がみられるので、動けるときには自分で行ってもらいます。

● 躁状態

うつ状態とは逆に、何もかもが楽しくて、気分が高揚した状態です。睡眠時間が短くなり、多弁・多動になります。元気で明るいという状態を超えた、興奮状態にあると考えれば理解しやすいでしょう。

たとえば、朝早く起きて歩き回る、他の患者におせっかいをやいたり、攻撃的な発言をする—といった行動がみられます。医療スタッフにも無理な要求や訴えが多くなります。

躁病の典型的な症状です。躁うつ病は、うつ状態と躁状態を交互に繰り返します。

対応術

冷静な態度で接しよう

患者のペースに巻き込まれないように、冷静な態度で接することが基本です。

無理な要求や訴えに対しては、できるかぎり受け入れ、受け入れられないときは、その理由をよく説明します。

8. 精神疾患の患者とのコミュニケーション

多動・多弁がみられても、他の患者に影響を及ぼさなければ見守りの姿勢をとります。しかし、他の患者に迷惑をかけていれば、自制を促す必要があります。

たとえば、うつ状態で臥床している患者に対して、「うっとうしい顔をして、寝ているなよ」などの発言があれば、「そんなことを言うものではありませんよ。○○さんは、今はしんどい時期なんです。かまわないで、そっとしておいてあげてください」というように働きかけます。

また、他の患者に干渉しないよう、関心が別の方向に向くような働きかけもいいでしょう。

● 幻覚・妄想

1 幻覚

現実には知覚していないのに、声を聞いたり何かを見たりすることです。

①**幻聴**：誰もいないのに、話しかけてくる声が聞こえる症状です。「ばか！」「死ね！」といった悪口や、被害的な内容が多くみられます。

②**幻視**：いない物が見える症状です。たとえば、壁に小さな虫がはっているのを見たりします。

③**体感幻覚**：たとえば、身体が腐っている、足におもりがついている、などと感じる症状です。

※

幻聴・体感幻覚は統合失調症に、幻視はアルコール・薬物中毒の患者によくみられます。

2 妄想

事実ではないのに事実だと思い込み、訂正不能な思考の状態です。さまざまな妄想がありますが、幻覚と同じように被害的な内容がほとんどです。

統合失調症、アルコール・薬物中毒、また認知症の患者にもみられます。

①**被害妄想**：他人から害される、いじめられると思い込みます。

②**被毒妄想**：食べ物に薬や毒が入っていると思い込みます。

③**注察妄想**：他者が自分を意味ありげにジロジロ見ている、バカにしたような目で見ている、などと思い込みます。

④**追跡妄想**：誰かに後をつけられている、狙われていると思い込みます。

⑤**嫉妬妄想**：配偶者や恋人をとられたと思い込み、嫉妬します。

⑥**罪業妄想**：自分は悪いことをしたと思い込み、激しく自分を責めます。

⑦**心気妄想**：身体はどこも悪くないのに悪いと思い込み、検査結果が正常でも納得しません。

対応術

患者の感情に共感し、受け止めよう

被害的な幻覚や妄想にとらわれている患者は、不安や恐怖を感じています。幻覚や妄想の内容を肯定も否定もせずに傾聴し、患者のつらい感情を受け止めることが大切です。

たとえば、「誰かが私を殺しに来た。ほら、そこに誰かが立っている」と患者が怯えた表情で話したとしましょう。そこで話を肯定し、「どんな人が立っているのですか」と聞いてはいけません。患者はどんどん妄想の世界に入っていってしまいます。逆に、「誰も殺しになんて来ていませんよ」と否定すると、「私の言うことをわかってくれな

い」と思い、信頼関係を築くことができません。

では、どう答えればいいの？

「うん、うん。そうですか」と相づちを打ちながら聴き、「それは怖いですね」と患者の気持ちに共感します。

あるいは、「私には誰も見えませんよ」と学生が知覚したことを表現してもかまいません。しかしその後で、「でも○○さんには見えるのですね。○○さんがつらい思いをしてらっしゃることはよくわかります」と患者のつらい気持ちを受け止めましょう。

そして、ここは安全な場所であること、自分や医療スタッフが患者を守ることを伝え、安心してもらいます。

> **ココがポイント！**
>
> 患者はいつも幻覚や妄想にとらわれているわけではありません。妄想によって「来るな」と拒否されても、表情や状態を見ながら働きかけていきましょう。

● 自閉状態

自分の世界に閉じこもって一方的に周囲との交流を避け、自分から何も行おうとはしません。しかし、周囲には関心があり、また自分にも関心を向けてほしいという欲求があります。

自閉状態は、統合失調症の中心症状です。

対応術

無理に心を開かないように注意しよう

周囲に関心があり、自分にも関心を向けてほしいと思っているのに、自分から交流を避けるのはなぜでしょう。それは、相手に対する不信感のほうが強かったり、期待を裏切られることが怖いからです。距離を置くことで不安や緊張、恐れから逃れ、精神の安定を図ろうとしているのです。

ですから、患者の心を無理に開こうとしたり、患者の心の中に土足で入り込んではいけません。

では、どうすればいいの？

まずは、学生は患者の味方であると思えるような関係を築くことです。そのためには、「言いたくないことは言わなくてもいいんですよ」というような包容力のある態度で接することが大切です。

レクリエーションに誘うなどの行動を促す積極的な働きかけは、患者の負担になりますから注意が必要です。食事などの必要な言葉かけも、患者のペースに合わせて行いましょう。

常に関心をもっていることも伝えよう

ときには、「あっちへ行け」と言われることがあるかもしれません。でも、「また後で来ますね」と言ってかかわっていきましょう。患者は自分に関心を向けてほしいという欲求があるのですから、「関心をもっていますよ」というメッセージを言動で伝えていくことが大切です。

● 無為状態

自分から何もしようとせず、1日中ゴロゴロして過ごしている状態です。自発性の低下は自閉状態と同じですが、無為状態は周囲への関心が欠如しています。自分の身だしなみにも関心がなく、何日も入浴しなかったり、爪が伸びていてもかまわなくなります。

無為状態も統合失調症の中心症状です。

対応術

患者の自主性を尊重しよう

日常生活の指導を中心にかかわっていきますが、一方的な働きかけにならないように注意しま

8. 精神疾患の患者とのコミュニケーション

しょう。

たとえば、何日も衣類を着替えない患者に対し、「不潔だから着替えないといけませんよ」と指導したのに、1人では着替えられなかったとしましょう。そのような場合は、一方的に指導するのではなく、患者はその状態をどう思っているのか、学生に「着替えないといけない」と言われてどう思ったのか、などについて、患者と話し合ってみます。

もしかしたら、患者は着替えなくても、その状態に満足しているのかもしれません。あるいは自分でも不潔だと思うけれども、着替える気になれないのかもしれません。また、学生の言葉が負担になっていることもあるでしょう。話し合った内容を踏まえ、患者の自主性を尊重した働きかけをしていきましょう。

患者が興味をもてることをみつけよう

一方で、患者の意欲を引き出すかかわりも必要です。その場合も無理に何かを勧めるのはよくありません。患者が少しでも興味がもてるようなことをみつけ、一緒に実施してみましょう。

 ココがポイント！

生活指導は、患者の自主性を尊重して、患者のペースに合わせて行うことが大切ですが、繰り返し働きかけることも必要です。

心理・社会的発達課題の獲得

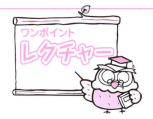

社会に適応していくために、発達段階ごとに獲得しておかなければならない課題があります。これを、「心理・社会的発達課題」と言います。

エリクソン（Erikson,E.H）は、①基本的信頼、②自律性、③自発性、④勤勉性、⑤自我同一性獲得、⑥親密性、⑦生殖性・世代性、⑧統合性、の8つの発達課題をあげています。

発達課題は必ず獲得できるとは限りません。獲得できないと、対人関係をうまく形成できなかったり、精神の健康に影響を及ぼしたりすることがあります。

①基本的信頼（乳児期）	⑤自我同一性獲得（思春期～青年期）
「泣く」という行為で空腹感などの生理的欲求を伝え、それを満たしてもらう体験をすることで、他者への基本的信頼を獲得する。獲得できなければ、不信感が強くなる。	自分は何者なのか、どのように生きていきたいのか、などを悩み、さまざまな体験をしながら自我同一性を獲得する。獲得できないと自我同一性拡散を生じ、情緒不安定になる。精神疾患を引き起こすこともある。
②自律性（幼児期）	⑥親密性（成人前期）
生活習慣のしつけを受け、自己をコントロールすることを学んだり、身体的な自立が促され、自律性を獲得していく。獲得できなければ、恥や疑惑の感覚が強くなる。	異性との親密な関係を望むようになる。親密性が獲得できないと、孤独感が強くなる。
③自発性（児童期）	⑦生殖性・世代性（成人中期）
行動範囲が近隣・仲間集団へと広がり、環境への模索行動によって自発性を獲得していく。一方、規範を破ったときには罪悪感を抱く。	子供を産んで育てるという生殖性や、社会で後輩や部下を育てるといった世代性を獲得しようとする。生殖性・世代性が獲得できないと、停滞感を感じる。
④勤勉性（学童期）	⑧統合性（老年期）
友人との遊びや学習といった学校生活を通して、物事を熱心にやり遂げる勤勉性を獲得していく。獲得できないと、劣等感が強くなる。	これまでの人生を振り返り、自分の体験を統合していく。身体機能の低下や社会からの孤立感もあり、統合性を獲得できないと絶望感が強くなる。

Case 1
臥床して過ごすことが多いうつ病の患者

生活背景とこれまでの経過

Aさん（32歳・女性）は、自営業を営む夫と2人で暮らしている。3年前に事故で一人息子を失ったことが契機になり、うつ病を発症した。

睡眠障害、感情の乱れ、活動性の低下が見られる。部屋にこもることが多く、家事もできない。食事や入浴も夫の介助が必要な状態であった。通院して薬物療法を受けていたが改善しないため、入院となった。

学生のかかわり

学生が担当したのは、Aさんが入院してから3か月後のことである。症状は徐々に改善し、日常生活行動は促せばほぼ自分でできる。しかし日中のほとんどは臥床している。

実習2日目、学生はAさんの活動性を高めたいと考え、「デイ・ルームに行って音楽を聴きませんか」と誘った。しかし「やめとくわ」いっただけで背を向けてしまった。

次の日は、「散歩に行きませんか」と言葉をかけたが、何の返事もない。学生は拒否されたと思い、ショックを受ける。

対応術

患者の状態を考えよう

なぜAさんは日中のほとんどを臥床して過ごしているのでしょう。うつ病の症状で、動こうと思っても動けないのです。確かに症状は改善して、日常生活は自立しています。学生の問いかけにも答えています。でも、これがAさんにとって、精一杯頑張っている状態なのです。

それなのに、「あれをしましょう」「これをしましょう」と促されれば、負担になります。デイ・ルームに誘われたとき、「やめとくわ」と答えるのが精一杯で、次の日は答えるのも苦痛だったのではないでしょうか。Aさんは学生を拒否したわけではありませんが、「そっとしておいてほしい」と思ったかもしれません。

では、どうかかわればいいの？

学生は、「患者の役に立ちたい」「変化を確認したい」と積極的に働きかけていきます。しかし、まずは患者のペースに合わせることが大切です。

患者の状態をきめ細かく観察し、調子が悪いようなときは、ある程度距離を取ります。心身の安静が保てるように環境を整え、そっと見守ります。そして、Aさんができるときに、できることをやってもらえばいいのです。

散歩などの活動に関しても同じです。誘ってみるのはいいですが、Aさんにやる気が起こらなければ、無理には勧めないようにします。Aさんにも「やる気が出ないときは、断ってもいいですよ」と伝えておきましょう。

信頼関係を築こう

Aさんが不安や苦痛を表出できるように、信頼関係を築いていくことも必要です。Aさんに「不安なことやわからないことがあれば何でも聞いてくださいね」と話し、訴えがあれば積極的に傾聴します。

そっと見守っているときも、時折、訪室して身辺の整理を行い、「また後で来ますね」「何か用が

8. 精神疾患の患者とのコミュニケーション

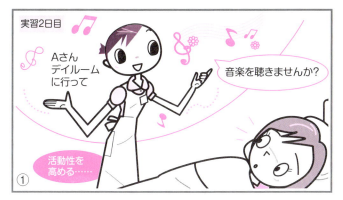
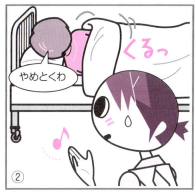
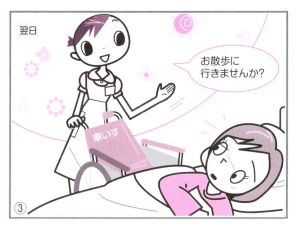
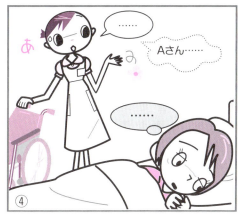

向精神薬の副作用

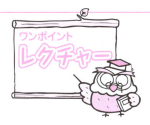

　薬物治療を受けている場合は、指示どおりに服薬することが大切です。ところが、向精神薬は副作用が強く、そのために服薬を中断する患者が少なくありません。副作用が強い場合は、薬物の変更や量の調整を医師に依頼しましょう。
　主な薬物の作用と副作用は次のとおりです。

抗精神病薬（ブチロフェノン系、フェノチアジン系、ベンザミド系）
作用：神経伝達物質を遮断し、情報が伝わらないようにして沈静化させる。興奮、幻覚・妄想状態に使用される。

副作用：パーキンソニズム（舌のもつれ、手のふるえ、前かがみの姿勢）、強い眠気、だるさ

抗うつ薬（SSRI*、SNRI**、NASSA***、三環系抗うつ薬）
作用：神経伝達物質を増加させたり活性化させ、抗うつ作用を示す。

副作用：口渇、便秘、眠気、ふらつき

抗不安薬（ベンゾジアゼピン系）
作用：大脳辺縁系（海馬、扁桃核）の働きを抑制することで過剰な刺激を遮断し、不安や緊張を和らげる。

副作用：薬物依存性、眠気、ふらつき

*SSRI：選択的セロトニン再取り込み阻害剤
**SNRI：セロトニン・ノルアドレナリン再取り込み阻害剤
***NASSA：ノルアドレナリン作動性・特異的セロトニン作動性抗うつ薬

※向精神薬は精神に作用する薬物の総称です

Case 2
統合失調症の慢性期にある患者

生活背景とこれまでの経過

Bさん（41歳・女性）は、統合失調症の発症から21年になる。幼い頃から人見知りが激しく、友だちが少なかった。中学校でひどいいじめに遭って不登校になり、自分の部屋に引きこもるようになる。その後、他者を強く拒否するようになり、幻覚、妄想、暴力行為があったため、入院となった。以後、入退院を繰り返している。

学生のかかわり

発病から21年が経過し、現在は慢性期特有の無為・自閉状態が現れている。セルフケア能力が低下しているため、学生が介助している。しかし、介助していてはBさんの自立につながらないのではないか、と援助について悩みはじめた。

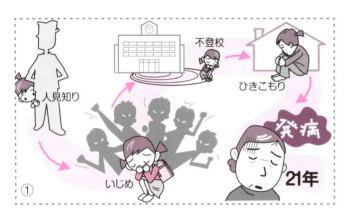

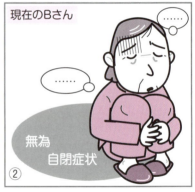

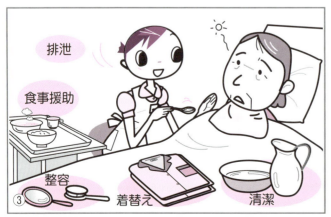

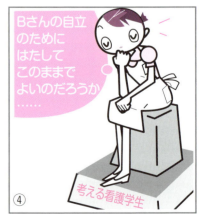

あれば言ってくださいね」などと声をかけ、常に見守っていることを伝えましょう。

対応術

できることは手を出さず、焦らずに見守ろう

学生が一方的に介助するのはよくありません。Bさんの状態をよく観察し、できることとできないことを判断することが大切です。できることは手を出さず、Bさんがするように促します。

そのときに注意することは、Bさんのペースに合わせることです。動作を一つひとつ言わないとできないので時間がかかりますが、焦らずに見守りましょう。また、Bさんを尊重する言葉遣いを心がけてください。

Bさんが自分でできたことは褒めることも大切です。すると「私って、駄目じゃないんだ」と自分を見直すことができ、自信につながります。

無理に連れ出してはいけない

Bさんの意欲を引き出すかかわりも必要です。しかし、無理にレクリエーションに誘ってはいけません。Bさんは自閉状態にあり、他者を拒否し

8. 精神疾患の患者とのコミュニケーション

ています。それで精神が安定しているのですから、無理にほかの人がいるところに連れて行くと不安定になってしまいます。さらに、学生がBさんにとって「安心できない人」になり、信頼関係を築くことができません。

では、どうすればいいの？

少しでもBさんが興味をもてることをみつけ、一緒に計画して実施してみましょう。

そのためには、Bさんをよく観察することです。わずかな表情の変化や行動から、Bさんが興味をもっていることをみつけていくのです。

たとえば、「鏡を見てにっこり笑った」「髪に櫛を通した」「ゲームを遠くから見ている」などです。そして、「Bさん、一緒に髪をとかしに行きましょうか」「今度、一緒にゲームをしてみましょうか」などと声をかけてみましょう。

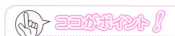

「Bさんの興味のあることは何かな？」という思いがあれば、これまでみえていなかったこともみえてきます。逆に「自閉状態だから」と決めつけてしまえば、何も気づくことができません。

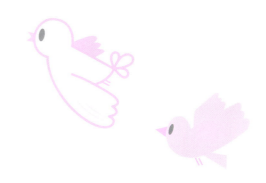

第9章

患児とのコミュニケーション

日頃子どもと接する機会が少ない学生は、子どもとコミュニケーションをとるのが苦手ではないでしょうか。子どもとうまくコミュニケーションをとるには、発達段階の特性を理解し、遊びを活用することです。また、子どもが抱えている大きなストレスを理解することも忘れてはなりません。

1. 発達段階ごとのコミュニケーションの特性

● 乳児期（〜1歳）

1 言語

言語にはならず、音声の発達段階です。自分の欲求や感情を「泣く」「笑う」という方法で伝えます。たとえば、お腹がすいているときやおむつが濡れて気持ちが悪いときには泣き、ミルクを飲んで満腹になったときや入浴して気持ちのいいときには笑います。

生後2〜3か月頃からは、「アー」「ウー」といった喃語を発するようになります。

2 情緒

新生児期は興奮という情緒しかありませんが、生後3か月頃から「快」「不快」、6か月頃から「怒り」「恐怖」の情緒をもつようになります。

3 知能

6か月頃から記憶力が発達するようになり、1歳頃になると思考力の兆しがみえるようになります。たとえば、おもちゃのヒモをたぐり寄せるような行動は、具体的思考の現れです。

4 社会性

多くの場合、乳児にとっての社会は母親と乳児の二者関係であるといえます。

乳児は泣くことで欲求を伝え、その欲求を満たしてくれるのは主に母親です。このような相互関係のなかで乳児に信頼という感情が育まれ、母子の結びつきが強くなります。

2〜3か月になると、人があやすと顔を見て笑うようになります。6か月頃から人見知りが始まります。これは、養育者がわかるようになり、見慣れない人に対する恐怖心が生まれた現れです。

対応術

笑顔で楽しそうに、あやしたり抱っこしよう

学生が最も困るのは、乳児が泣いているときでしょう。そんなときは、あやしたり抱っこしてみましょう。乳児と視線の高さを合わせて「いないいないばあ」をしてみたり、おもちゃを使ってあやしてみます。抱っこは、乳児とのコミュニケーションの第一歩です。ただし、抱っこの仕方が下手ではいけません。うまく抱いてくれる人だと抱かれやすく、乳児は安心します。

あやしたり抱っこするときは、笑顔を心がけましょう。「お願いだから泣かないで」というような困った顔をしていたり、緊張して無表情だと乳児は怖がってしまいます。

人見知りして泣かれたときも同様です。笑顔で楽しそうにあやしたり抱っこしていると、人見知りはそのうちに治まってきます。

細かく観察しよう

乳児は、痛い、苦しいなどの症状や、ミルクが

欲しいなどの欲求、お母さんがいなくて寂しいなどの感情を泣くことでしか伝えることができません。学生は、なぜ泣いているのかがわからなくて戸惑うことでしょう。でも、細かく観察していると、泣いている理由が何となくわかってきます。できるだけ乳児のそばにいて、表情などを細かく観察しましょう。

ココがポイント！

学生の顔を見るたびに泣くからといって、「人見知りが強い」と決めつけてはいけません。何かを訴えているのだと理解しましょう。

● 幼児期（2歳〜5歳）

1 言語

1歳頃から、周囲の大人の言葉を理解しはじめ、「マンマ」というような片言を発するようになります。1歳半〜2歳の間に「オウチ　カエル」などの二語文を話すようになり、4〜5歳頃までには、ほぼ不自由なく話せるようになります。

2 情緒

2歳頃までの幼児は、恐怖・不安・不快など、ほんのささいなことでもすぐに泣きます。怒ったときにも、泣きわめいたり全身でもがいたりして怒りを表現します。3〜4歳になると、泣くことは少なくなってきます。怒ったときは、相手を叩く、言葉で相手を攻撃するといった表現に変わってきます。

3 知能

具体的な行動や事柄は考えることができますが、抽象的なことは考えることができません。また、どんなことでも自己中心に考えます。自己中心性は、子ども同士の社会生活によって解消されていきます。

4 社会性

1歳半頃になると、「〜してはいけません」「〜してちょうだい」というような禁止や命令の事柄を理解して、従えるようになります。ただし、その場だけです。

3〜4歳頃には第一次反抗期がみられます。この頃になると、自我の発達に伴って何でも自分の思いどおりにやろうとするので、大人に何か言われると、必ず「イヤ」と反抗します。反抗は次第に治まって、5〜6歳になると聞き分けがよくなります。

対応術

子どもの表現方法などを母親に聞いてみよう

言語での表現がまだ十分ではありませんから、片言や動作、態度などで患児が伝えようとしていることを読み取らなくてはいけません。こちらのメッセージを伝えるときも、子どもにわかる言葉を選ぶ必要があります。

しかし、これらのことは子どもと一緒に経験を重ねていって初めてわかることです。学生にわからないのは当然です。ですから、これまで生活をともにしている母親に、子ども特有の表現方法や、どのような言葉を使えば伝わるのかなどを聞いてみましょう。

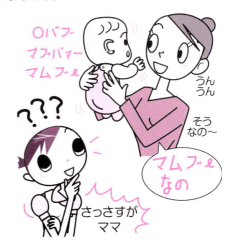

攻撃的な表現は、大人が代弁しよう

「相手を叩く」などの攻撃的な態度で怒りを表現するのは、その気持ちを言語化できないからです。そのようなときは、大人が言語化してあげます。

たとえば、おもちゃを他の子どもに取られ、その子どもを叩いた場合は、「おもちゃを取られたら嫌だねえ」と気持ちを代弁したうえで、「でも叩いたら○○ちゃんは痛いよ。言葉で『イヤ』って言えばいいんだよ」などと話すといいでしょう。

ある程度、距離を置いてみよう

第一次反抗期がみられる3〜4歳は、介入の難しい時期です。自己の内面世界を形成し、独立心が芽生えてくるので、ある程度距離を置いてかかわりましょう。

治療上必要なことや、しつけ上必要なことに対して反抗的な態度をとった場合は、なぜそうするのかを説明し、強く注意することも必要です。注意が守れたときは褒めてあげましょう。

●児童期（6歳〜12歳）

1 情緒

怒り、恐怖、喜びなどに加え、学校の問題、家庭の問題、そして自分の病気などに対して不安や苦悩などの感情をもつようになります。ところが、表面にストレートに表すことが少なくなります。たとえば怒りの感情を、相手に嫌悪感をもつ、無視する、といった方法で表現します。

2 知能

具体的に理解できる範囲で、理論的な思考ができるようになったり、自分の身体に起こっている変化を、言葉で説明できるようになります。しかし、うまく説明できないときは、沈黙や否認、回避といった方法で自分を防御します。

また、自分に起こっている状況を解決するために、調べる、質問するなどの解決策がとれるようになります。

3 社会性

独立心が旺盛になります。小学校3〜4年生になると、同じ年代の子どもと行動をともにすることが多くなり、友だち同士の連帯感が強くなります。そして友だち同士の約束事を重視し、友だちに認められたいという欲求が強くなります。

親や教師、自分が尊敬している大人にも認めてもらいたいという欲求があります。

対応術

病気について説明し、不安を軽減しよう

病気や学校のことに不安をもっていても表出しないことが多いので、些細な変化や表情を見逃さないようにしましょう。

不安をもっていることがわかれば、病気や身体の状態のことを、理解できるように話していくことが大切です。それが不安の軽減につながります。

問いかけには具体的に説明しよう

独立心が旺盛になりますから、「こうしなさい」というかかわりでは反発心が芽生えてしまいます。また、子どものほうからも、理解を得るために説明を求めることが多くなります。患児を尊重することを心がけ、問いかけに対しては、納得できるように具体的に説明しましょう。

●思春期（13歳〜15歳）

1 情緒

感受性が強く、不安定です。些細なことで怒ったり、反抗したり、悩んだり、感動したりします。1日のうちにも喜怒哀楽の変化が多くみられます。

9. 患児とのコミュニケーション

2 知能

知的機能が発達し、合理性と理論性を求めるようになります。また抽象的な精神世界を理解できるようになってきます。

3 社会性

思春期は親から独立し、自我を形成する時期です。そのため自分の部屋にこもり、親からの干渉を嫌ったり、一方的な言いつけに反抗するようになります。これが第二次反抗期です。

男子は異性の身体に強い興味を示し、女子は自分の容姿を気にするようになります。

対応術

内面に触れない話題から入っていこう

思春期の子どもは「話しかけても何も答えてくれない」「何を考えているか分からない」といった理由から、受け持つのを嫌がる学生が多いようです。

自我を形成する思春期は、他人とかかわらず、自己の内面をみつめている時期です。とくに疾患をもって入院していると、これからの自分の人生について深く考えざるをえません。ですから、すぐに学生を受けいれられないのです。

まずはアイドルの話題など、子どもが関心をもっていて、内面を話さなくていいような話から入っていくといいでしょう。

コミュニケーションがとれるようになってからも、1人になれる時間をつくってあげましょう。

> **ココがポイント！**
>
> 最初、子どもは「この人は話ができる人かなあ」と学生を試しています。その時期に患児の内面に土足で踏み込むようなかかわりをすると、心を開いてもらえません。

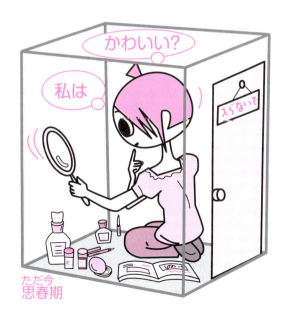

2. 患児が抱えているストレスや不安

● 母親や家族との分離

乳幼児や学童期の子どもは、母親・家族と離れ、すごく不安で寂しい思いをして入院しています。

乳幼児期は、とくに母親との結びつきが強い時期です。乳児期に母子関係が形成され、幼児期は母子関係をベースにして行動範囲を広げていきます。学童期に入っても、両親と離れて1人で生活するのは初めてのことでしょう。

3歳頃までの子どもなら、母親を求めて泣き叫びます。4歳以降になると泣き叫ぶことは少なくなりますが、不安と緊張で萎縮しています。

※子どもの人格形成に悪影響を及ぼさないようにするためには、3歳頃までの母子関係を良好に保つことが大切です。そのため、3歳頃までは個室で母子同室にしている病院もあります。

対応術

自分がどんなことをする人か、分かるように説明しよう

乳児は、あやしたり抱っこして不安を軽減します。2歳以降の子どもには、自己紹介から始めましょう。自己紹介では、自分がどんなことをする人なのかを子どもにわかるように説明することが大切です。たとえば4〜5歳の子どもには、「こんなことをして一緒に遊ぼうね」「お熱を測りに来るよ」「トイレに連れて行ってあげるからね」などと話します。

そして、遊びを積極的に活用して不安や寂しさを緩和しましょう。

母親の行動を具体的に説明しよう

「お母さんはいつ来るの？」と子どもは何度も聞いてくることでしょう。そのときも、子どもが理解できるように具体的に説明します。

たとえば、「お母さんは今お洗濯をしているよ。それから買い物をして電車に乗って来るよ」などと、母親の行動をイメージできるように説明すると、子どもは安心感を得ることができます。

母親の不安も軽減しよう

母親も子どものことを心配しています。病気のことはもちろんですし、「1人で寂しい思いをしてるだろうな」「看護師さんは何でもしてくれるのだろうか」などと不安はつきません。

母親が面会に来たときは、病気の状態や子どもの様子を伝え、安心してもらいましょう。

母子関係を尊重しよう

面会時間は母親の役割を果たしてもらい、学生は母子の相互関係をみていきましょう。母親が付き添っている場合も、母子関係を尊重することが大切です。学生は、「お母さんが世話をするから、私はすることがない」と思いがちですが、母親がどのように子どもに接しているのか「学ばせてもらう」という気持ちで接していきましょう。

ココがポイント！

子どもとうまくコミュニケーションがとれないときは、子どもが信頼している母親と親しくなり、きっかけをつかむのも1つの方法です。そのためには、学生が子どもの観察や安全を守ることがきちんとでき、母親の信頼を得る必要があります。

9. 患児とのコミュニケーション

● 環境の変化

母親・家族と離れて不安や寂しさを感じているうえに、病院という新しい環境にも最初はなじむことができません。病室内では、以前から入院している子ども同士の人間関係ができていて、まるで転校生のような存在です。

このような環境の変化が、不安や緊張を増長させます。

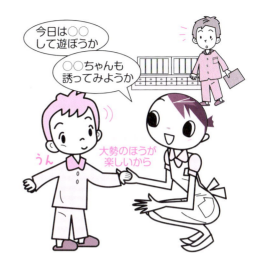

対応術

一緒に行動しながら病院での生活を教えていこう

基本的な日常生活についてわかるように説明しましょう。たとえば、ご飯の食べ方や手はどこで洗えばいいのかなど、子どもが日頃やっていることを、ここではどうすればいいのか、一緒に行動しながら教えていきます。

子どもたちが仲よくなれるようにかかわろう

同じ病室の子どもたちと仲よくなれるようにかかわることも大切です。学生が受け持っていることで、ほかの子どもがやきもちをやくこともあります。ですから、遊ぶときはまわりの子どもも一緒に遊べるように工夫します。また「○○ちゃんは〜してるけど、Aちゃんはどうする？」というように、まわりの子どもと受け持っている子どものリズムがずれないように配慮することも必要です。

いじめに気づいたら、指導者に伝えよう

ときには1人の子どもが仲間はずれにされたり、いじめられていることがあります。でも、そのことを誰にも話さず、夜一人でメソメソ泣いたり、イライラしていることがあります。

いじめや仲間はずれに気づいたら、指導者に伝えましょう。深刻ないじめに発展することもあるので、医療スタッフ全員が情報を共有し、対処していかなければいけません。

たとえば、看護師や学生がリーダーシップをとって一緒に遊べるようにしたり、子どもがお互いのことに興味をもつように働きかけます。「いじめたら駄目よ」と言葉で言うだけでは解決しません。

● 痛みを伴う検査・処置

痛みを伴う処置や検査を受けるのは、大人でも嫌なものです。子どもには大きな恐怖で、乳幼児は暴れたり泣き叫んだりします。

対応術

子どもにわかる言葉で説明しよう

どのような検査や処置でも、実施する前には子どもにわかる言葉で目的と方法を説明することが原則です。「説明しても子どもだから理解できないだろう」と省略してはいけません。確かに100％理解することは難しいかもしれませんが、自分にはこの検査・処置が必要なんだ、とわかってもらうことが大切です。

「痛くないよ」と嘘はつかない

痛みを伴うときは、どのように説明すればいいか戸惑ってしまう学生が多いことでしょう。でも、「こう説明すれば子どもは納得する」という魔法のような言葉はありません。今までの検査や処置の様子を振り返り、家族の意見も聞きながら、どのように伝えればいいか考えましょう。

1つだけ言えることは、「痛くないよ」と嘘をついてはいけないということです。嘘をつかれると子どもは傷つきますし、もう学生のことを信用しなくなります。

暴れても泣き叫んでも、処置や検査が終われば「よく頑張ったね」と褒めてあげましょう。

 ココがポイント！

子どもを尊重する言葉かけも必要です。例えば採血するとき、「どっちの腕がいい？」などと聞いてみましょう。

● 食事・おやつの制限

子どもの好きな食べ物は、カレーライスやハンバーグ、ラーメンなどです。病院でも子どもの好物に合わせようと、カレーライスやラーメンが出ることがあります。

しかし、疾患によっては治療食になります。たとえば、腎臓疾患の子どもの献立は、薄味の煮物や塩をしていない魚の蒸し焼きなどの減塩食です。おやつも果物や塩分控えめのクッキーなどです。

治療食を食べている子どもには、好きな物を食べられないつらさ、隣のベッドの子どもと献立が違うつらさがあります。

▶ 対応術

残しても叱らず、食べたことを褒めよう

治療食がおいしくなかったり、日頃の食事と全く違うと、子どもは残してしまうことがあります。子どものつらい気持ちを理解したうえで、治療食をきちんと食べられるようにかかわっていく必要があります。

なぜ治療食なのか、なぜ隣の子どもと献立が違うのか、なぜ残さずに食べないといけないのか、ということを、子どもがわかるようにイラストなどを使って説明しましょう。

子どもが頑張って食べていたら、たとえ残しても叱らず、食べたことを褒めてあげましょう。

 ココがポイント！

治療食が嫌で残しているのではなく、嫌いな食べ物なのかもしれません。母親から好き嫌いはないかどうか聞いておきましょう。

● 安静のための活動制限

疾患によっては、ベッド上で安静にしていなければならないことがあります。白血病では隔離状態に置かれることもあるでしょう。

自覚症状がなければ、子どもには、じっとしていることが大変苦痛です。

▶ 対応術

叱ったり、脅さないようにしよう

安静の必要性を子どもにわかるように説明します。ところが、遊びたい盛りですから、必要性を理解できても守れるとはかぎりません。つい同室の子どもとはしゃいだり、走り回ってしまうこともあると思います。

安静が守れないからといって、「走っちゃ駄目でしょ」と叱ったり、「そんなことしてると、なかなか退院できないよ」と脅してはいけません。叱られると反発しますし、脅すと自発性がなくなります。

9. 患児とのコミュニケーション

では、どうすればいいの？

安静が守れて同室の子どもと一緒遊べる、カードのような遊びを取り入れていくといいでしょう。また、子どもが自発的に安静を守れるように、「暴れずに遊ぶことができたね」と褒めてあげましょう。子どもは褒められると意欲が沸きます。

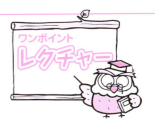

「遊び」の役割って？

子どもにとって遊びは生活そのもので、遊びが子どもの成長・発達を促します。入院中の子どもには、成長・発達を促すことに加え、別の意義もあります。また、遊びは援助にも役立ちます。

(1) 子どもにとっての遊び

▼苦痛・不安・緊張を緩和する

遊びに熱中することで、痛みなどの身体的な苦痛、不安・緊張などの精神的なストレスを緩和することができます。

▼自分の状態を認識できるようになる

「お医者さんごっこ」などで、自分が体験している注射や検査の場面を再現し、自分の苦痛や恐怖を表出します。これを繰り返していくうちに自分の状態を認識できるようになり、やがて感情を言葉で人に伝えることができるようになります。

▼闘病意欲がもてる

遊ぶことによって、楽しさ、喜び、充実感を感じ、自ら困難を克服しようとする自立心が生まれます。そして、それは闘病意欲につながります。

(2) 看護師にとっての遊び

▼コミュニケーションの手段になる

緊張と不安でいっぱいの子どもとコミュニケーションをとるときには、遊びが有効な手段になります。

▼子どもの状態を知ることができる

病状が思わしくないと、いつも元気に遊んでいるのに遊ばなくなったり、逆に回復に向かっていると、今まで無関心だったのに遊ぶようになったりします。

▼子どもの感情を知ることができる

先述の「お医者さんごっこ」のように、子どもは遊びのなかで自分の不安や苦痛を表出するので、そこから子どもの感情を知り、援助につなげることができます。

3. 母親や家族のサポート

● 安心できるように

　母親がいないときの子どもの様子や病状の経過を伝え、安心してもらいましょう。たとえば、「もう安静にしていなくてもよくなったので、他の子どもと一緒に遊んでいますよ」「今日は注射があって、ちょっとご機嫌ななめです」などです。

　母親は子どものことが心配ですから、このように話してもらうと安心できます。

● 休息がとれるように

　母親が付き添っている場合は、母親の健康面にも配慮し、休息をとってもらうようにしましょう。

　そのためには、母親が安心して学生に任せられるようになることです。技術やアセスメント能力をしっかり身につけておきましょう。

● 両親を責めない

　子どもが病気になったことで、両親は子どもの健康管理ができなかったことを反省し、罪悪感を抱いています。それに追い打ちをかけるようなことは言わないように注意しましょう。

● 家族の時間を大切にする

　久しぶりにお父さんが面会に来たり家族が揃う時は、子どもには大切な時間です。両親が子どもに愛情を注げるように、また子どもが両親に思う存分甘えられるように環境を整えましょう。

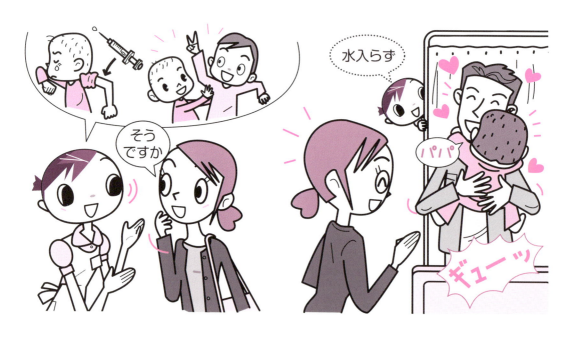

9. 患児とのコミュニケーション

発達段階に応じた遊び・おもちゃ

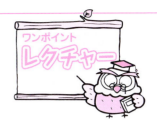

3か月頃
　色に注意を向けたり、動くものを目で追うようになります。音のする方向もわかるようになります。がらがらなど、音がして色鮮やかなおもちゃを使いましょう。

5か月頃
　視覚と手の運動が結びつくようになり、手を伸ばして目の前のものをつかむ、つかんだものを口に運んでなめる、といった行動が現れます。がらがら、おきあがりこぼし、プレイボードなど、手に触れて楽しめるおもちゃが適しています。

6〜7か月頃
　お座りができるようになります。両手が自由になり、手の動きが活発になります。一方の手から他方の手へおもちゃを持ち替えることもできるようになります。やわらかいボールやぬいぐるみなど、座って手で遊べるおもちゃが適しています。

1歳頃
　ひとり立ち、座った姿勢から手をついて立ち上がる、歩く、といった動作ができるようになり、身体を使った遊びを楽しむようになります。また、片言を発するようになり、絵本にも興味を示します。

1歳半頃
　知能の発達に伴い、パズル、ブロックなどで遊ぶようになります。

2〜3歳頃
　鉛筆やクレヨンを持って絵を描く、ボールをける、三輪車に乗る、といった遊びができるようになります。また、「ごっこ遊び」が盛んになる時期です。

Case 1

急性リンパ性白血病の4歳児

生活背景とこれまでの経過

　A君（4歳・男児）は、急性リンパ性白血病の治療のために入院して6か月になる。化学療法はいったん終了した。食欲がなく、また易感染状態にあるため、処置と入浴の時以外は個室から出られない。
　母親はA君の妹（1歳）の世話があり、あまり面会に来ることができない。

学生のかかわり

　実習1日目、学生は情報収集をしようと意気込んでベッドサイドへ行った。学生は「A君、こんにちは」と挨拶した後、「ねえ、食欲はある？　朝ご飯はどれだけ食べた？」と尋ねたが返事がない。「ねえ、どうなの？」と重ねて聞くと、「あっちへ行け！」と言われてしまった。
　翌日は、どれくらい食べているか観察しようと思い、食事中にベッドサイドへ行った。するとA君は「おまえなんか嫌いだ！」と再び学生を拒否した。学生は落ち込んでナースステーションにいる。

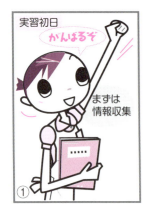
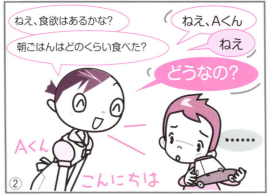
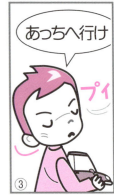
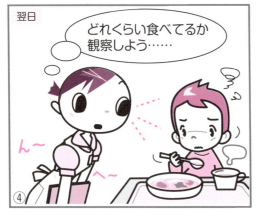
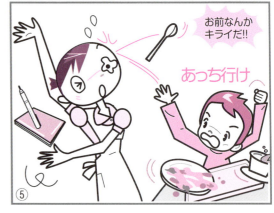

9. 患児とのコミュニケーション

対応術

A君の状況を考えよう

学生はA君の置かれている状況を考えてみる必要があります。

化学療法を受けているときは、副作用で身体的につらい思いをしています。現在は化学療法が終了したとはいえ、まだ部屋から出ることができません。身体的な苦痛と隔離状態に置かれている苦痛があり、その状態が6か月も続いているのです。さらに、心の支えであるお母さんは、妹の世話があるのであまり面会に来られません。寂しいし不安です。でも、「お兄ちゃんだから我慢しなきゃ」と頑張っているのです。

拒否したのはなぜ？

A君は、心身の苦痛や不安を抱え、とてもストレスフルな状態です。そのストレスのはけ口を学生に向けたと考えられます。「あっちへ行け！」「おまえなんか嫌いだ！」と拒否することで、ストレスを解消しようとしているのです。とかく学生は、ストレスのはけ口や甘えの対象になりやすい存在です。

でも、それだけが拒否した理由ではないでしょう。学生は、A君の置かれている状況やストレスを理解しようとせず、「とにかく情報収集しなければ」と考えていました。それがA君にも伝わったのでしょう。子どもは敏感です。自分のことを真剣に考えてくれている人なのかどうか、見抜きます。そして、ストレートに「あっちへ行け」などと表現するのです。

では、どうかかわればいいの？

A君のストレスを理解し、トランプやゲームなどの遊びをコミュニケーションの導入に使いましょう。A君の好きな遊びを、母親から聞いてもいいでしょう。

遊んで楽しい時間を過ごすと、A君のストレスは緩和されます。また、一緒に遊ぶことでお互いを知り合い、親密感が育まれます。そうなるとA君は学生を受け入れてくれて、情報収集も可能になります。

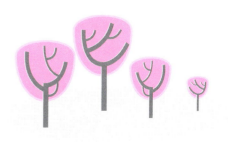

Case 2

ネフローゼ症候群の10歳児

生活背景とこれまでの経過

Bちゃん（10歳・女児）は、ネフローゼ症候群の治療のために入院して2週間になる。

両親と姉（中学1年生）の4人暮らしで、母親はほぼ毎日面会に来ている。入院当初は、学校の友達に会えないことや家族と離れて生活することに寂しさを隠しきれない様子だったが、明るい性格で、現在は入院生活に慣れている。

学生のかかわり

学生は遊びを通してBちゃんとコミュニケーションをとり、仲よしになった。毎日トランプやゲームをして過ごしている。Bちゃんも楽しそうな様子だ。

ところが、ある日Bちゃんは「学校へ行けるようになるのかなあ……」とつぶやいた。その言葉を聞いて、Bちゃんが不安をもっていることに学生は初めて気づいた。

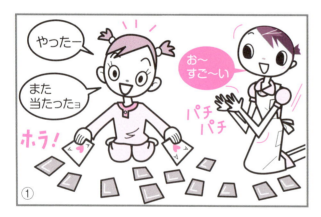
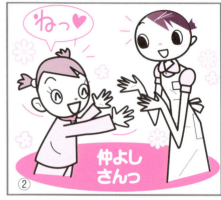
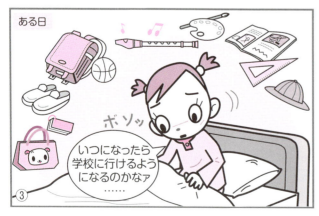
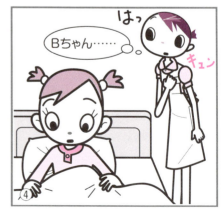

対応術

遊びながら子どもを観察しよう

遊びは子どもには欠かせませんし、コミュニケーションをとる有効な手段でもあります。遊びを通してBちゃんと仲よしになれたから、「学校へ行けるようになるのかなあ」と不安を表出することができたのだと思います。

しかし、遊び相手になっているだけではいけません。「Bちゃんは今どんな気持ちなんだろう」「困っていることは何だろう」「どんな指導が必要だろうか」などと、遊びながらBちゃんを観察し、適切な援助に結びつけていく必要があります。

病気について話し、不安を軽減しよう

さて、Bちゃんは復学への不安をもっています。この不安な気持ちの表現を助け、よく聴いて理解しましょう。病気に対する理解が不十分なために生じている不安であれば、不安を軽減するために、ネフローゼ症候群という病気のこと、現在のBちゃんの身体の状態について、理解できるように話してみましょう。

どのような子どもに対しても、病気や身体の状態のことは、子どもが理解できるように話していくことが大切です。病気と向き合い、自分で治していこうとする自発性を育てるためです。

キャラクターなどを使って説明しよう

「ネフローゼ症候群という病気はね、腎臓の働きが悪くて……」などと話しても、Bちゃんの理解を得ることはできません。ですから、紙芝居やキャラクターを使って説明してみましょう。また、Bちゃんの尿にテスト紙をつけ、それを見せて説明するのも1つの方法です。

必ずしも十分に理解できるとはかぎりませんが、Bちゃんなりの理解ができればよいと思います。

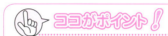

子どもとコミュニケーションがとれるようになったからといって、そこで満足していてはいけません。常に「必要なケアは何か」という視点をもってかかわりましょう。

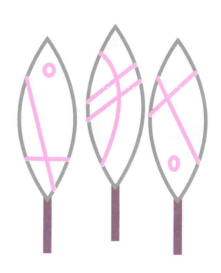

第 10 章

妊産褥婦とのコミュニケーション

母性看護学実習では、学生が1人の妊産褥婦を担当していることでしょう。妊産褥婦は日常生活が自立しているので、「何を援助すればいいか分からない」と言う学生が少なくありません。しかし、経過が順調であれば、健康な面をより健康に、あるいは健康から逸脱しないための援助が必要です。
　また、不安に対する援助も大切です。たとえ順調に経過していても、妊産褥婦はさまざまな不安を抱えていますし、母体や児が異常に傾くと、さらに不安が大きくなります。妊産褥婦の心理面を中心に、かかわり方を考えてみましょう。

1. 妊産婦

妊娠経過の異常

　通常は陣痛が始まってから入院しますが、妊娠が順調に経過せず、入院治療が必要になることがあります。たとえば、切迫流早産、妊娠中毒症、前期破水などです。

　妊産婦は誰しも、「元気な赤ちゃんが産まれるだろうか」という不安をもっています。入院治療が必要になった妊産婦は、さらに出産への不安が強くなります。また、ベッド上での安静が必要な場合は、それに伴う身体的・精神的な苦痛も加わります。

対応術

誠意のある態度で援助することから始めよう

　患者の不安を傾聴し、受け止めていくことが大切です。とは言うものの、受け持って間もない学生には、なかなか不安を表出しにくいものです。

　入院治療が必要な妊産婦には、排泄援助、食事援助、清拭、点滴の観察などが必要になることが多いので、これらの援助を確実に、誠意のある態度で行っていきましょう。そうしたかかわりのなかから、少しずつコミュニケーションをとっていくといいでしょう。

　妊産婦から不安を表出されたら、共感的な態度で傾聴します。胎児の状態について不安が強い場合は指導者に伝え、医師から説明してもらうように橋渡しをしましょう。

分娩

　分娩は大きく、①分娩第1期、②分娩第2期、③分娩第3期、に分かれます。第1期は、規則的な子宮収縮（陣痛）が始まってから子宮口が全開するまでです。第2期は子宮口が全開してから児が誕生するまで。第3期は児が誕生してから胎盤が娩出されるまでです。

　分娩第1期の初めは、約10分間隔で子宮収縮が起こり、陣痛発作は10～20秒持続します。分娩が進むにつれて子宮収縮の間隔が短くなり、陣痛発作の時間が長くなります。ですから、分娩が進むに従って、産婦は強い痛みを感じ、「痛い！」「もう駄目！」などと大声で叫ぶことがあります。

対応術

積極的にかかわろう

　分娩に立ち会うと、その現実に圧倒されて足がすくんでしまう学生が多いことでしょう。

　でも、学生にもできる援助がたくさんあります。

10. 妊産褥婦とのコミュニケーション

「今、赤ちゃんの頭が見えてきましたよ。もう少しですよ、頑張りましょう」などと、分娩の経過を伝えながら励ます、団扇で仰ぐ、仙骨部をマッサージする、冷たい飲み物を準備する、冷たいタオルで顔を拭く、などです。

生命誕生の場に立ち会える貴重な体験です。冷静に、なおかつ積極的にかかわっていきましょう。

> **ココがポイント！**
>
> 産婦の心に寄り添い、一緒に出産を迎えようとする姿勢でかかわりましょう。出産までの苦しいプロセスをともに乗り越えたという連帯感が生まれ、その後、うまくコミュニケーションがとれるようになります。
>
> 男子学生も敬遠せず、「看護学生」の自覚をもって積極的にかかわってください。

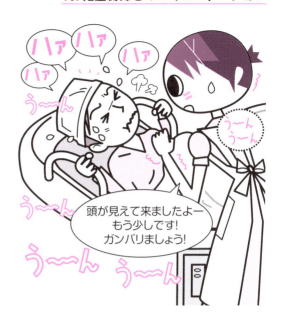

頭が見えて来ましたよー
もう少しです！
ガンバリましょう！

2. 褥婦

● 産後の疲労

分娩時間は産婦によって異なりますが、初産婦は平均12〜16時間です。その間に相当なエネルギーを消耗しますから、産後は疲れが出ています。さらに、3〜4時間ごとに授乳あるいは搾乳が必要ですし、創痛などの身体的苦痛によって十分な睡眠をとれないこともあります。

対応術

休息できるように配慮しよう

産褥期は、母体の回復を図ることが大切です。焦って情報収集をしようとせず、褥婦が眠っているときはそっと見守ります。

母体の回復を図るとともに育児が開始され、学生は授乳、おむつ交換、沐浴などの指導にあたります。そのような場面で、指導を行いながら情報収集しましょう。

● 育児不安

初産婦は、児を抱くこと、授乳、おむつ交換、沐浴など、すべてが初めての体験です。そのために最初はうまくできず、「これから育てていけるのだろうか」という不安を抱きます。

母親の対応の仕方が不慣れだと児に不快感を与え、児の不快な反応が母親の不安をさらに大きくします。

対応術

初産婦には「一緒に学ぶ」という姿勢でかかわることが大切

「うまく抱くことができずに児が泣き出してしまった」「乳頭を含ませることができない」「お乳を吸ってくれない」などと、母親が泣き出しそうになっていることがあります。

そのようなときはまず母親の気持ちに共感し、「授乳がうまくいかないと心配ですね」と伝えます。そして、「誰でも初めてのときはうまくいかないものですよ。少しずつ一緒に練習しましょう」などと声をかけましょう。一方的に指導すると、母親の気持ちを追いつめてしまいます。「一緒に学んでいこう」という姿勢でかかわりましょう。

母親や児を観察し、よい変化は言葉に出して褒めてあげましょう。たとえば、「昨日より抱き方が安定していますね」「だんだん力強く吸うようになりましたね」と言う具合です。そうすると母親は安心感を得ることができます。

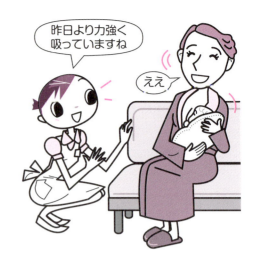

経産婦には「教えていただく」という姿勢でかかわろう

経産婦は育児経験があるので、育児に対する不安を持っていることはあまりありません。授乳指導を行うつもりだったのに、「それは知っているからいいわ」と言われた経験もあるのではないでしょうか。経産婦には、育児場面を見守ったり、「母親に教えていただく」という姿勢でかかわっていくといいでしょう。

不足している知識を補おう

経産婦だからといって、何でも知っているとは限りません。前回の出産から時間が経っていると、忘れてしまっていることもありますし、新しい知識や方法は知らないこともあります。育児場面を見守っていると、母親が忘れてしまっていることや知らないことに気づきます。母親のやり方を認めながら、「こういう方法もありますよ」と不足している知識を補っていきましょう。

> **ココがポイント！**
> 退院後に母親などの協力を得られない初産婦は、育児に対する不安が強くなります。保健師の訪問など、地域の育児支援システムを紹介しておきましょう。

● 児の異常

出産は、いつも喜びにあふれているとはかぎりません。ときには児に異常があり、保育器やNICU（新生児集中治療部）に収容されることもあります。出産した施設にNICUがなければ、児だけ他施設に転院することになります。

児に異常があった場合、その程度にかかわらず、母親は悲しみと不安でいっぱいになります。

「なぜ、こんなことになったのだろう」「無事に育ってくれるだろうか」「障害が残ってしまうのではないだろうか」などの悲しみや不安です。すぐに他施設に転院して、児を直接見ることができない場合は、過剰な不安を引き起こしやすくなります。

また、児に異常があったのは、妊娠中の自分の

10. 妊産褥婦とのコミュニケーション

生活が悪かったからではないか、などと自分を責める母親もいます。

対応術

不安の表出を助け、積極的に傾聴しよう

母親が不安や悲しみを十分に表出できるようにかかわりましょう。たとえば、話しやすい環境を整え、「ご心配ですね」などと声をかけてみるといいでしょう。不安を表出されたら、共感的な態度で積極的に傾聴します。

どのような言葉を返したらいいのかわからないこともあると思います。そんなときは、無理に言葉を返す必要はありません。うなずく、アイコンタクトをとるなどの非言語的コミュニケーションを使って、話を聴いていることを伝えましょう。母親の気持ちに共感することが何よりも大切なのです。「大丈夫ですよ。きっとよくなりますよ」というような根拠のない慰めは、不安の軽減にはつながりません。注意しましょう。

納得できるように、児の状態を説明しよう

児が同じ施設にいる場合は、母親と一緒に児の様子を見に行きましょう。そして可能であれば、児に触れてもらいましょう。それで母親の悲しみや不安が軽減するわけではありませんが、過剰な不安を抱かずにすみます。児の状態について、母親が納得するように、医師から十分に説明してもらうことも大切です。

児が他施設に転院した場合、母親と児の架け橋になるのは主に家族です。児の写真を撮ったり、児の状態について母親に話してもらうように、家族に働きかけましょう。児の状態については病院間でも連絡を取っています。医師や指導者から説明してもらったり、学生からもわかる範囲で説明しましょう。

乳房ケアを指導しよう

母子分離状態にあると、児が直接乳頭を吸啜することは困難なことが多く、そのために母乳の分泌が悪くなることがあります。しかし、母乳栄養を継続していくことが大切です。母乳の分泌を促進するために、乳房ケアや搾乳の指導も忘れないようにしましょう。

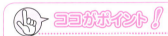

> 母子の面会や接触は、母子関係を形成するうえで重要です。できるだけ早く面会できるように働きかけましょう。

Column

■ マタニティブルー

産褥3〜4日頃に発症する一過性の精神症状です。涙もろい、不安、抑うつ、感情の起伏が大きい、不眠などの症状が現れます。原因はまだ明らかにされていませんが、分娩によるホルモン動態の急激な変化に起因していると考えられています。

几帳面や心配性の人は、マタニティブルーを発症しやすいといわれています。また、夫婦関係が不良である、経済的に不安がある、母体や児に異常がある、といった場合も発症しやすくなります。

マタニティブルーは短期間で軽減しますが、ストレスを感じやすい状態になっていることを理解しておきましょう。

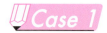

児に光線療法が必要になり、ショックを受ける褥婦

生活背景とこれまでの経過

Aさん（38歳・初産婦）は夫と2人暮らしの専業主婦である。5年前に結婚し、2人とも子どもの誕生を待ち望んでいた。ところが、妊娠24週目に切迫早産で入院。38週目まで子宮収縮抑制剤の使用で妊娠を継続させ、帝王切開となる。

児は2300Gの低出生体重児だった。生後3日目に血清総ビリルビン値が生理的黄疸のボーダーラインを超え、光線療法を開始することになった（123ページ、コラム参照）。

Aさんは順調に回復し、夫は毎日面会に来ている。

学生のかかわり

学生は産褥1日目から、授乳介助を中心にかかわった。初日は乳汁がにじむ程度だが、「赤ちゃん、一生懸命吸おうとしていますね」などと声をかけてコミュニケーションをとり、Aさんからは「いっぱい飲んで、早く大きくなってほしい」という言葉が聞かれた。低出生体重児だったものの、Aさんは無事に出産できたことを喜んでいる。

ところが、児に光線療法が必要だと聞かされ、Aさんは大きなショックを受ける。学生はどのように対応すればいいかわからない。

対応術

経過を踏まえて気持ちを理解しよう

Aさんは結婚5年目にようやく妊娠し、切迫早産を乗り越えて無事に出産できました。

入院中は、「無事に出産できるだろうか」という不安をもっていたことでしょう。そして、低出生体重児だったものの無事に出産でき、ホッと安心したところに「光線療法が必要だ」と告げられたのです。Aさんがショックを受けるのは当然です。

学生は、このような経過を踏まえてAさんの気持ちを理解することが大切です。Aさんは「なぜ、こんなことになったのだろう」「これからどうなるのだろう」「元気に育つのだろうか」などの不安を抱いていることでしょう。「ご心配ですね」「つらいですね」などと不安の表出を助ける言葉をかけ、Aさんの話を共感的な態度で積極的に傾聴しましょう。

児の状態を理解できるように説明しよう

児の状態と光線療法について、説明することも大切です。医師から説明を受けていると思いますが、Aさんが理解できているかどうか確認しながら、もう一度わかりやすく説明しましょう。児の状態を理解することが、不安の軽減につながります。Aさんの理解が不十分だったり不安が強い場合は、そのことを指導者に伝え、再び医師から説明してもらえるように橋渡しをしましょう。

光線療法は、児の目をアイマスクで覆い、光が全身に当たるようにおむつ1枚で実施されます。児と面会するときは、事前にそのことを伝えておきましょう。児の姿は母親には痛々しく、突然その姿を見るとショックが大きいからです。

児を残して退院する不安も軽減しよう

Aさんは順調に回復していますから、出産から5日程度で退院になります。血清総ビリルビン値

10. 妊産褥婦とのコミュニケーション

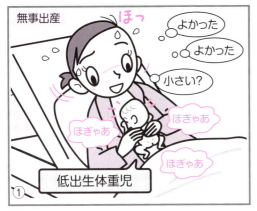
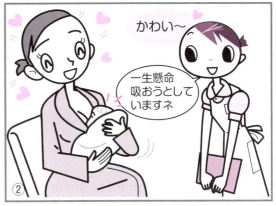
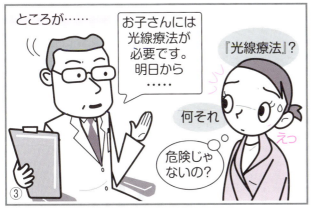
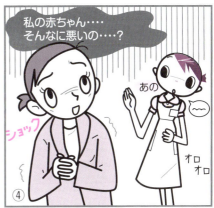

の程度にもよりますが、児を残してAさんが先に退院することになるでしょう。「お子さんのことは、私たちに任せてください」「いつでも面会に来てくださいね」などと言葉をかけ、児を残して退院するAさんの不安を軽減しましょう。

また、退院後も乳房ケアを続けるよう伝えます。

> ### ココがポイント！
> 夫との面会は、Aさんの支えになります。夫が面会に来たときは、2人でゆっくり話せるように環境を整えましょう。

Column

生理的黄疸と光線療法

生理的黄疸とは、生後2～3日頃から出現し、10～14日程度で自然に消退する黄疸です。新生児に認められる黄疸は、ほとんどが生理的黄疸です。

生理的黄疸の限界は、①黄疸が生後24時間以内に出現しない、②血清総ビリルビン値の上昇が1日5mg／dLを超えない、③血清総ビリルビン値が、低出産体重児は12mg／dL、成熟児は15mg／dLを超えない、④黄疸が2週間を超えない、などとされています。

これらの限界を超えると「病的黄疸」ということになります。

光線療法は、光エネルギーを照射してビリルビンを分解する、病的黄疸の治療法です。実施中に血清総ビリルビン値を測定し、通常は7～10mg／dL以下になれば中止されます。

第11章

コミュニケーション手段に障害がある患者とのコミュニケーション

コミュニケーションの最大の手段は、言語です。私たちは、「言語を発する」、「相手の言語を聞いて理解する」、会話というかたちでコミュニケーションをとっています。
　また、相手の表情や動作をみることもコミュニケーション手段ですし、声のトーンや口調を聞きとることも、コミュニケーション手段になります。
　では、コミュニケーション手段に障害がある患者とは、どのようにしてコミュニケーションをとればいいのでしょうか。ここでは、基本的な対応の仕方を紹介します。

1. 視覚障害がある患者

●コミュニケーションのポイント

1 視覚障害の程度を把握しよう

　視覚障害と一口にいっても、その程度は患者によってさまざまです。まず、どちらの目が(あるいは両眼)、どの程度の障害を負っているのか把握しましょう。

2 名前を伝えてから話を始めよう

　受け持つときに自己紹介をするのはどの患者に対しても同じですが、視覚障害がある患者には、訪室のたび、話を始める前に必ず自分の名前を伝えます。
　たとえば、「おはようございます。看護学生の○○です。今から血圧を測らせていただいてもよろしいですか」という具合です。名前を言わなければ誰なのかわからず、患者は不信感をもってしまいます。

3 退室するときも挨拶をしよう

　退室するときやその場を立ち去るときは、「これで失礼します」というように、必ずその旨を言葉で伝えます。
　言葉で伝えなければ、まだ学生がいると思ってしまいます。

4 話はわかりやすく、愛情を込めて

　話をするときは、相手が理解できるように、はっきりした声でゆっくりと話します。また、笑顔で話していても、その表情は読み取れませんから、愛情を込めたよりていねいな言葉遣いを心がけてください。
　相手の顔を見て話すことも大切です。視力が障害されていても発声されている方向はわかります。そっぽを向いて話していると、患者との心の距離が縮まりません。

5 具体的に表現しよう

　「あれ」、「そこ」などの指示代名詞や、誤解を招くような抽象的な表現を避けます。
　たとえば、「湯飲みはここに置いておきますね」ではなく、「湯飲みは床頭台の上に置いておきますね」と具体的に説明します。

6 手で触れて確認してもらおう

　ベッドの周辺には、どこに何があるのかという位置関係を説明するときは、実際に患者に手で触れて確認してもらいます。
　頻繁に使用するトイレは、移動時に道順を記憶できるように、手すりや目印になるものに触れてもらいましょう。

7 配膳の位置やメニューを説明しよう

食事を配膳したら、患者の手をとって食器に触れてもらい、「これがご飯ですよ」などと一品一品、位置を説明します。時計の文字盤を利用した「クロック・ポジション」で位置を説明するとわかる患者もいます。

食欲が湧くように、メニューはできるだけ具体的に説明します。

たとえば、「主菜はお魚のカレイの煮付けです。ショウガが添えてありますよ」「マカロニサラダは、マカロニとキュウリをマヨネーズで和えてありますよ」といった具合です。

また、魚の骨を取る、醤油などの調味料をかけるというような配慮も必要です。

8 歩行の介助時は声をかけよう

歩行を介助するときは、患者の上腕を軽く握り、半歩前を歩きます。段差や階段の昇降は、そのつどいったん立ち止まり、「段差がありますよ」「階段を降りますよ」などと、声をかけて説明しましょう。

9 その他

・患者が置いたものは、勝手に位置を変えないように注意してください。位置を変えるときは、そのことをきちんと伝えておきます。

・処置を行うときは、何をしているのか説明します。黙って作業をすると、患者は何をされているのかわからずに不安になります。

ココがポイント！

家庭では日常生活が自立していても、新しい環境ではできないことがあります。自立しているからといって、何でも自分でできると思い込まないように注意しましょう。

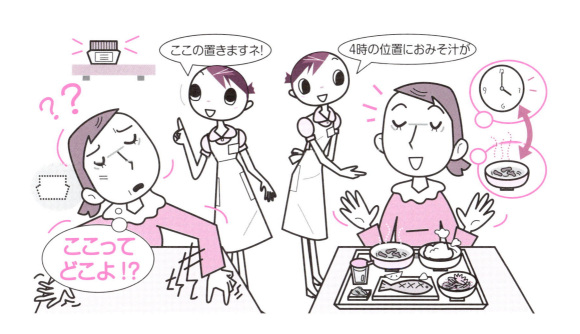

2. 聴力障害がある患者

●コミュニケーションのポイント

1 聴力障害の程度などを把握しよう

患者との会話のなかで、どの方向から、どれくらいの声の大きさで話をすれば伝わるのか、高い音と低い音のどちらが聞こえづらいのかなど、詳細に把握します。

また、読唇法を身につけているのかどうかも確認しておきましょう。読唇法とは、唇や口の動きで言葉を読み取る方法です。

2 会話は表情豊かに

話をするときは、こちらの口の動きや表情が見えるように位置し、表情を豊かにするように心がけましょう。

また、相手が理解できるように、ゆっくりと簡潔な言葉を用います。相手が手がかりをつかみやすいよう、ジェスチャーを加えながら話すのもよいでしょう。

補聴器は雑音も大きくするので、補聴器を装着している患者には、できるだけ静かなところで話しかけます。

3 筆談も利用しよう

必要に応じて、筆談も利用します。大きな声で話せば伝わる患者でも、プライバシーに関する内容などは、筆談を用いたほうがよいでしょう。

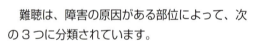

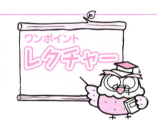

難聴は、障害の原因がある部位によって、次の3つに分類されています。

*伝音難聴

外耳から中耳にいたる音を伝える器官の障害によって起こる難聴です。聴神経には異常がないので、治療で回復する可能性があり、補聴器を使えばかなり聞こえるようになります。

*感音難聴

内耳か聴覚神経の障害によって起こる難聴で、治療は困難です。小さな音と高い音が聞こえにくくなります。老人性難聴はこれに当たります。

*混合難聴

伝音難聴と感音難聴が合併した難聴です。

難聴の程度

*正常 (90〜30dB)	ささやき声もよく聞こえる
*軽度難聴 (30〜50dB)	小声が聞こえにくい
*中度難聴 (50〜70dB)	普通の声が聞こえにくい
*高度難 (70〜90dB)	大きな声でも聞こえにくい
*重度難聴 (90dB〜)	耳元で大きな声でも聞こえにくい、通常の音は聞こえない

3. 言語障害がある患者

● 言語障害の種類

言語機能には、①言葉を話す、②言葉を書く、③相手の話している言葉を聞いて理解する、④言葉を読んで理解する、という4つの機能が含まれています。これらの機能が障害された状態を「言語障害」といい、「構音障害」と「失語症」に大別されます。

それぞれ対応の仕方が異なりますから、どのような障害か理解しておきましょう。

1 構音障害

構音とは「発声」や「発音」という意味で、構音障害とは、声帯や口唇、舌などの構音器官と、それにかかわる大脳皮質・神経の損傷によって起こる「運動障害」です。したがって、「話す」という機能だけが障害され、声をうまく出せなくなったり、話し言葉が不明瞭になったりします。

2 失語症

言葉を操作することができなくなる障害です。大脳皮質の言語野である「ブローカー領野」と「ウェルニッケ領野」の損傷によって起こります。程度の差はあるものの、「話す、書く、聞いて理解する、読んで理解する」という機能全般が障害されます。

①ブローカー失語症

相手の話していることは比較的理解できますが、自分が話すときにはスラスラと言葉が出ずに、口ごもったり途切れたりします。

読み書きは、漢字は比較的良好ですが、ひらがなが困難になります。

②ウェルニッケ失語症

簡単な単語の意味もわからなくなることが多く、相手の話していることが理解できません。言葉はスラスラと流暢に出ますが、言葉を思い出せないために「あれ」、「それ」などの代名詞が多くなったり、誤った言葉（錯語）が多くみられたりします。錯語とは「ともだち（友達）」を「こもだち」、「たばこ（煙草）」を「まっち（マッチ）」などと誤ることです。

読み書きにも「椅子」を「机」などと読み誤る「錯読」や、書き誤る「錯書」が目立ちます。

● 構音障害がある患者

1 筆談や YES、NO で答えられる質問を

「話す」機能だけが障害されているので、筆談を活用してコミュニケーションをとりましょう。あるいは、YES／NOで答えられる質問をします。

2 ゆっくり話してもらおう

普通の速度で話そうとすると構音機能が追いつかず、はっきりした言葉になりません。ゆっくりと短い言葉で話してもらいましょう。

3 わからないときはもう一度聞こう

患者の言葉が聞き取りにくく、何を言っているのかわからないときは、想像で対処しようとしたり、わかったふりをしてはいけません。誤解が生じ、患者から信頼されません。

患者の言葉がわからないときは、「わからないので、ここに書いていただけますか」「わからないので、ゆっくりと短い言葉で話していただけますか」などと、もう一度聞きましょう。YES／NOで答えられる質問をして、話の内容を確認す

るのもよいでしょう。

● 失語症がある患者

1 患者を子ども扱いしない
言葉を聞いて理解する機能が低下していると、こちらの話が通じないため、つい子どもに言い聞かせるような口調になったり、大きな声で話したりしてしまいます。しかし、失語症は知能や聴力が低下しているのではありません。子ども扱いすると、患者の自尊心をひどく傷つけることになります。十分に注意しましょう。

2 短い言葉でゆっくりと話そう
患者は、一度にたくさんの情報が入ってくると混乱します。短い言葉でゆっくりと話しかけます。そして、1つのことを理解できたことを確かめてから、次の話題に移ります。

3 いろいろな手段を使おう
言葉が通じなければ、ジェスチャーを交えたり、絵を描いたり、実物を見せて説明してみましょう。多くの場合、ひらがなの読み書きが苦手になりますから、文字で示す場合は漢字のほうがいいでしょう。

4 急がさないように
言葉がスラスラ出てこなくても、急がしてはいけません。余計に発語が困難になります。気持ちに余裕を持って話を聴きましょう。

> **ココがポイント！**
>
> 失語症患者は、話したいという欲求をもっています。ところが自分の感情や要求をうまく伝えられず、いらだったり情けない思いをしています。そのような精神面を理解し、いろいろな方法でコミュニケーションをとるように心がけましょう。

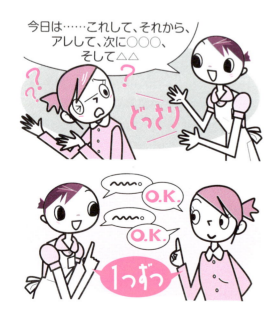

4. 人工呼吸器を装着している患者

●コミュニケーションのポイント

1 筆談や文字盤を活用しよう

手が自由に使え、ある程度の握力があれば、筆談を利用します。仰臥位のまま文字を書くのは腕や呼吸に負担がかかるので、できればベッドアップし、腕を下げた状態で書けるようにしましょう。腕や指の力が弱い患者は、手のひらに指で文字を書いてもらう方法もあります。

文字盤を使う方法には2とおりあります。1つは、患者に文字盤の文字を指で示してもらって言葉にする方法です。もう1つは、学生が文字盤をなぞり、示したい文字にきたときに患者にまばたきなどで合図してもらう方法です。患者が指で示すことができない場合は、後者の方法を用います。

2 カードをつくっておこう

患者が頻回に訴える内容を、1枚のカードに書いておきます。たとえば「息が苦しい」「痰が詰まっている」「身体の向きを変えたい」などです。患者が何か言おうとするときは、そのカードを見せて、指で示してもらうか、学生が順番に指で指して患者に合図してもらいましょう。

3 読唇法を使おう

経鼻挿管や気管切開の患者は、唇や口の動きを見て、何を言っているのか読み取ります。長い文章を判読することは難しいので、「短い言葉でゆっくりと口を動かしてください」と言って協力してもらいましょう。

ココがポイント！

患者の表情や目の動きなどから、訴えを理解していくことも大切です。自分の要求を伝えられないことは大きな苦痛になりますから、患者に合ったコミュニケーション方法を早くみつけて対応しましょう。

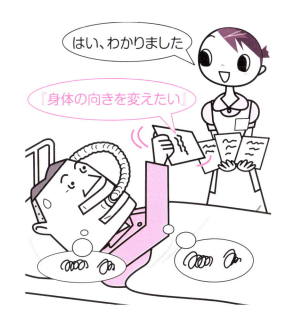

第 12 章

実習のお悩み Q&A

実習記録を書いていると夜中や明け方になってしまい、寝過ごしてしまいそうになることがあります。万一、遅刻しそうなときはどうしたらいいですか？

Answer

実習病棟にすぐ電話しよう

　遅刻しない、ということが大原則ですが、人間ですから寝過ごしてしまうこともあるでしょう。そのようなときは、すぐに実習病棟に電話をして、何分くらい遅れそうか伝えてください。そうすると何らかの調整ができ、患者に迷惑をかけずにすみます。

　そして、できるだけ早く到着するように、タクシーも利用しましょう。時折、念入りに化粧して遅刻してくる学生がいて、ひんしゅくを買っています。化粧をする時間などないはずです。すぐに家を出ましょう。

看護師の責任を認識しよう

　学校でも、どのような職場であっても遅刻はよくありませんが、看護師はとくに遅刻は厳禁です。なぜなら、看護はチームで行っているので、1人が遅刻するとほかの看護師の業務が増え、ひいては患者に安全で安心できる療養環境を提供できないおそれがあるからです。また、患者の治療や処置は、朝○時から手術、○時から点滴、というように、決められた時間で継続しています。治療を滞りなく行えるように、遅刻した看護師の穴をほかの看護師が埋めなければいけません。

　学生もチームの一員です。遅刻すると、誰かにフォローしてもらわなければいけません。そのために、早く連絡することが大切なのです。また、学生が遅刻すると「今日は学生さんはどうしたの？」「何かあったんじゃないの？」と患者が心配します。患者に心配をかけないためにも、万一、遅れそうなときはすぐに電話をしましょう。

早めに病棟に着くよう心がけよう

　たとえ遅刻しなくても、時間ギリギリに滑り込むのは考えものです。早めに実習施設に着くように心がけましょう。気持ちにゆとりができますし、受け持ち患者のカルテを見るなど、情報収集の時間に当てられます。

　朝寝坊しないように、自分なりの対策を立てることが大切です。目覚まし時計1つで起きられなければ、2つ、3つ用意する。友だち同士で、電話で起こし合うのもいいかもしれません。

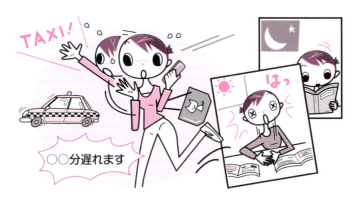

> **Q** 実習の最終日、患者さんが「いろいろお世話になったね。どうもありがとう。これからも頑張りなさいよ」とリボンがかかった小さな包みを差し出されました。「いただけません」とお断りしたのですが、「まあ、そう言わずに」と強引に手渡されました。患者さんからプレゼントをもらってはいけませんよね？

Answer

ていねいにお断りしよう

以前は、退院する患者からお菓子などのお礼の贈答品をいただくこともありました。でも、今はどの病院でもお返ししているはずです。看護師が看護をするのは当然のことですし、贈答品をいただくことが習慣化すると、どの患者にも公平に看護するという精神が脅かされるおそれがあるからです。患者の精神的・経済的負担にもなります。

学生の場合も同じです。学生はまだ看護師の資格をとっておらず、勉強させていただいたのですから、お礼を言うのはむしろこちらのほうです。ですから、「こちらこそ看護させていただいてありがとうございました。お気持ちだけいただいておきます」と言って、ていねいにお断りするのが基本です。

でも、質問にあるように、「そう言わずに」と聞いてくれない患者もいるでしょう。その場で押し問答をするのはよくありませんから、そのような場合は「ありがとうございます」とひとまず受け取って教員に報告し、教員から返してもらいましょう。

「看護」を基準に考えてみよう

ていねいにお断りするのが基本ですが、いただくかお返しするか、「看護」を基準に考えてみることも必要です。お返しすることが、看護にならないこともあるからです。

たとえば、一人暮らしの高齢者が、「○○さん、ありがとう」と枕元にあったお菓子をティッシュペーパーに包んでくださったとしましょう。その患者には面会する人がいなくて、学生のかかわりを大変喜んでおられました。もし、「お気持ちだけいただいておきます」といってお返しすると、その患者はとても悲しまれることでしょう。そうすると生命力が失せて看護になりません。ですから、このような場合はいただいてもいいのではないでしょうか。

ちょっとしたものならいただいてもいい、というのではなく、「どうすれば看護になるか」を考えて判断してみましょう。

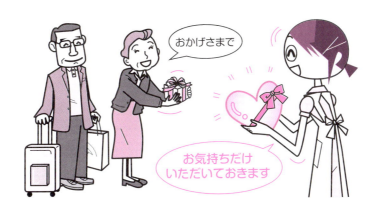

> **Q** ナースステーションで患者さんのカルテなどを見ていると1人になることがあり、もしナースコールや電話が鳴ったらどうしよう、とドキドキしてしまいます。無視してはいけないですね？

Answer

「すぐにうかがいます」と返事をしよう

　もちろん無視してはいけません。しかし、医療現場は複雑化、高度化しています。そのため、患者への迷惑や危険を避ける意味から、学生はナースコールや電話にはかかわらない、という施設もあります。スタッフ用端末スマートフォンやPHSを用いたナースコールシステム下では学生が対応する必要はありません。そのうえで、ナースコールや電話を受けたときに困らないだけの対応の仕方を身につけましょう。

　どちらも相手の顔が見えません。明るい声でゆっくりと話すこと、ていねいな言葉遣いをすることが大前提です。

　ナースコールが鳴った時は、「どうされましたか。はい、わかりました。すぐにうかがいます」と答えて訪室します。そして、患者の訴えや状況を聞いて、看護師に伝えましょう。学生はその患者の状態を知らないのですから、患者の訴えに従って、勝手に行動してはいけません。「のどが渇いたから水を飲ませて欲しい」と言われても、水分制限があるかもしれないのです。

　ナースコールで話していることは、同室の患者にも聞こえます。ですから、「どうされましたか」と聞いても答えにくそうだったら、それ以上聞かずに「すぐにうかがいます」と返事をしましょう。排泄介助は、ナースコールでは話しにくいと思います。あるいは、言語障害や医療器具を装着していて話すことができない患者かもしれません。訪室してからも、「どうされました？　おしっこですか？」などと大きな声で聞かないように注意しましょう。

電話の用件はメモに取ろう

　電話に出たときは、「はい、○○病棟です。実習生の××と申します」と病棟名と自分が看護学生であることを伝えます。そしてメモを取りながら用件を聞き、「看護師から返事をさせていただきます」と答えましょう。よくわからないまま、あやふやな返事をしてはいけません。

　相手の言葉を聞き取れない場合は、「恐れ入りますが、もう一度おっしゃっていただけませんか」とていねいに聞き返しましょう。相手の名前と電話番号も聞いてメモに取り、聞き間違いがないかどうか復唱します。電話は、かけたほうから先に切るのが原則です。相手が切ったことを確かめてから、受話器を置きましょう。

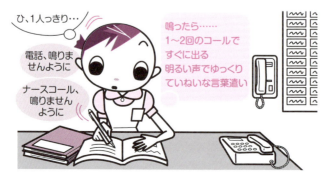

> **Q** 今、整形外科病棟で実習しているのですが、男性患者さんからいやらしい言葉をかけられました。私の顔が赤くなったようで、それを見てほかの患者さんも一緒に笑うのです。訪室したくありませんが、そういうわけにもいかず、悩んでいます。

Answer ▶▶▶▶▶▶▶▶▶▶▶▶▶▶▶▶▶▶▶▶▶▶▶▶▶▶▶▶▶▶▶▶▶▶▶

毅然とした態度を示そう

　入院生活は退屈で変化がありません。患者は学生が来るのを楽しみにしていて、興味津々です。とくに整形外科病棟の患者は、骨折などで手や足を固定されていてもほかは健康ですから、学生に卑猥な言葉を投げかけて、からかっているのです。

　病状が悪くて苦痛があるときは、そんなことを言っている余裕がありません。だから、むしろ健全な証拠です。性的言動は、「患者さんが喜んでいる歓声だ」と受け止められればよいのですが、若い学生には深刻な悩みでしょう。

　患者から性的言動でからかわれたら、毅然とした態度で「そんなことを言われたらいい気持ちはしませんよ」「それはセクハラですよ」などと返していきましょう。「患者さんを受け入れなければ」と考え、我慢する必要はありません。黙っていたり戸惑ったりすると、おもしろがって、性的言動がエスカレートする可能性があります。

　毅然とした態度を示しても続くときは、教員か指導者に相談しましょう。教員か指導者から患者に話をするか、受け持ち患者を変更して、学習を続けられる環境を整えてくれるはずです。

精神疾患の患者は、その背景を探ろう

　精神科病棟での実習では、精神疾患が原因で患者が性的な言動に及ぶことがあります。その場合は「なぜ性的な言動が出るのか」という患者の背景を考える必要があります。

　たとえば、10代で統合失調症を発症して、長年療養している患者は、10代で学んでおかなければいけない性の発達課題が獲得できていません。そのために異性とのかかわり方がわからず、性的な言動が出てしまうのです。

　そのような患者から性的な言動を受けたときは、指導のチャンスだと受け止めましょう。「女性はそんなことを言われると嫌なんです」「見知らぬ人のお尻を触るものではありません」などと、性的な言動を女性がどのように受け止めているのか指導してみましょう。

　そこまで言えなくても、「嫌です」「やめてください」と毅然とした態度で言いましょう。患者は、そこから学んだり反省したりします。患者の背景を探り、看護師としてかかわりましょう。

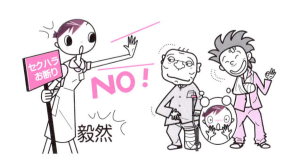

受け持ち患者さんのケアをしていると、ほかの患者さんから「ついでに私の身体も拭いてちょうだい」などと頼まれることがあります。要求があれば、できる範囲内で実施してもいかどうか、迷ってしまいます。

Answer

ほかの患者のケアは、安易に実施しないようにしよう

　ほかの患者からケアを頼まれたことは、どの学生もあるのではないでしょうか。そのようなときは安易に引き受けず、お断りしましょう。たとえば、「させていただきたいところですが、担当ではないのでできません」「〇〇さんの要望は、看護師に伝えておきますね」などと言うといいでしょう。

　なぜ受け持ち患者以外の患者にケアを実施してはいけないのか、理由はわかりますか。それは、その患者の状態を把握できていないからです。患者に頼まれたことを何でも実施するのが看護ではありません。その患者に必要な援助は何か、アセスメントして判断する必要があります。また、たとえ患者の要求があっても、してはいけないこともあります。たとえば、「トイレへ連れて行ってほしい」と言われても、ベッド上での安静が必要かもしれません。

　患者の状態を把握していないと、何をしていいのか、何をしたらいけないのか、という判断ができません。だから安易に引き受けてはいけないのです。

ほかの患者にも気を配ろう

　ケアを断ると、「患者が気を悪くするのではないか」と心配かもしれません。でも、日頃からほかの患者にも気を配っておくと、気を悪くされるようなことはありません。患者が学生にケアを頼むのは、「自分にも注意を払ってほしい」という現れです。ですから、気を配ることがケアにもなります。

　患者のなかには、学生が付いている患者をうらやましく思っている人もおり、患者同士の仲が気まずくなることがあります。そのようなことを避けるためにも、ほかの患者への配慮が必要です。

　では、どのように気を配ればいいのでしょうか。たとえば、朝訪室したときは、ほかの患者にも「おはようございます」と挨拶し、くず入れにゴミが溜まっていれば、一緒に捨てに行きましょう。輸液の薬剤がなくなりかけていれば、「看護師に言っておきますね」などと声をかけましょう。また、雑談をするときは、ほかの患者も話しに入れるような話題を選びましょう。

　このように日頃からほかの患者にも気を配っていると、学生の立場を理解して、ケアを頼まれることが少なくなると思います。

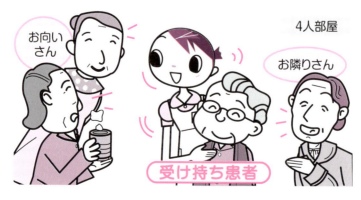

患者さんに清拭をしようと計画を立てていたのに、「また今度でいいわ」と断られてしまいました。以前もほかの患者さんから、足浴を断れたことがあります。ケアを断られると、とてもショックで落ち込んでしまいます。

Answer

断られた理由を考えてみよう

「ケアを断られた」といって、ナースステーションで落ち込んでいる学生が多いようです。でも、患者は学生自身を拒否したのではありません。なぜ患者がケアを断ったのか、よく考えてみましょう。患者の言葉や行動には、必ず何らかの理由があります。言動の裏に隠されている患者の気持ちを理解することが大切です。

たとえば、清拭を断ったとすると、どんな理由が考えられるでしょうか。①身体がだるくてしんどい、②不快感はなく、清拭の必要性を感じない、③検査結果が気になって、清拭してもらう気分ではない、④さっき昼寝から起きたばかり、⑤学生の技術が未熟なので疲れる、などさまざまな理由が考えられます。

できるだけたくさんの理由を考え、情報収集しながらケアを断った背景を探っていきましょう。

状態の変化に合わせて、計画を修正しよう

背景を探っていくと、「自分の援助が一方的だった」ということに気づく学生が多いのではないでしょうか。学生は前日に援助計画を立てます。患者の状態は日々変化しますから、それに合わせて変更する必要があります。ところが、学生は計画をそのまま実施することを優先しがちです。

まず、その日の患者の状態を観察して把握することから始めましょう。そして、たとえ石鹸を使った全身清拭を計画していても、倦怠感があれば部分清拭や部分浴に変更したり中止します。逆に状態が改善していて、シャワー浴が可能な場合もあるでしょう。休み明けの週のはじめは、とくに状態の変化を十分に観察しましょう。患者の状態の変化をよく観察し、それに合わせて計画を修正することが、ケアを受け入れてもらえることにつながります。

大切なことは、患者のために必要なケアを実施することです。患者は実習のために存在しているのではなく、協力してくれているのだということを忘れないようにしましょう。

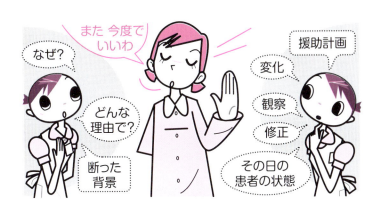

Q 実習では、患者さんとのコミュニケーションより、実習指導者の方とのコミュニケーションに悩んでしまいます。報告しようと思ってもタイミングをつかめなかったり、厳しい方だと緊張します。

Answer

報告や質問は、簡潔明瞭に伝えよう

　実習指導者は、学生の指導に専念することができるとはかぎりません。看護師の人員に余裕がないと、通常の看護業務をこなしながら学生の指導にあたります。そのために忙しく、いつもナースステーションにいるとはかぎりませんし、ほかの看護師と話をしていると、学生は声をかけにくいことでしょう。

　指導者と話をするタイミングをつかむには、まず病棟全体の動きと、指導者の1日の行動の流れを頭に入れておくことです。そうすると、比較的余裕のある時間帯がわかると思います。そして、「報告したいのですが、今よろしいですか」と声をかけてみましょう。すると「いいよ」とか、あるいは「後にしてくれる？」「ちょっと待って」などと答えてくれるはずです。

　報告や質問は、要点をまとめて簡潔明瞭に伝えるように心がけましょう。「あの～、あの～」などと言葉に詰まったり、要領を得ない話し方はよくありません。あらかじめ報告・質問内容を頭の中で整理しておきましょう。

注意に納得できないときは、自分の考えを伝えよう

　指導者から厳しく注意を受けたり叱られたりして、落ち込むこともあるでしょう。しかし、それは患者のためであったり、立派な看護師に育ってほしいという思いがあるからです。その場面を振り返って素直に反省し、二度と同じ失敗を繰り返さないように注意しましょう。

　注意されたことに納得できないときは、「私はこういうふうに考えたのですが、いけませんか」などと、勇気をもって聞いてみましょう。納得できないのに、「すみません」と謝ってすませていては、次のステップにつながりません。

　また、学生は一人の患者にかかわっているので、指導者よりもその患者の情報をたくさんもっていることがあります。「こんなことを言ったら生意気だと思われないだろうか」というような考えは捨て、納得できるように指導者に聞いてみましょう。

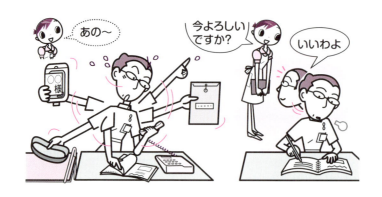

参考文献一覧

1) 横井和美、松崎有子：パーキンソン病患者とのコミュニケーション、ナーシングカレッジ、7（3）：63〜68、2003
2) 吉村雅世：慢性関節リウマチ患者とのコミュニケーション、ナーシングカレッジ、7（5）：63〜68、2003
3) 宮本郁子、浅野澪子：終末期患者とのコミュニケーション、ナーシングカレッジ、7（7）：63〜68、2003
4) 榎本麻里、江川知子、浅野澪子：消化器疾患患者とのコミュニケーション、ナーシングカレッジ、7（9）：63〜68、2003
5) 堀喜久子、浅野澪子：乳幼児期患児とのコミュニケーション、ナーシングカレッジ、7（11）：63〜68、2003
6) 田中優子ほか：呼吸器疾患患者とのコミュニケーション、ナーシングカレッジ、7（13）：63〜68、2003
7) 内山理恵、浅野澪子：視覚障害のある患者とのコミュニケーション、ナーシングカレッジ、7（15）：63〜68、2003
8) 水野照美、浅野澪子：血液・造血器疾患患者とのコミュニケーション、ナーシングカレッジ、7（16）：63〜68、2003
9) 小林淑恵、鬼塚薫、浅野澪子：産褥婦とのコミュニケーション、ナーシングカレッジ、7（18）：63〜68、2003
10) 柴田真紀、岡本典子、浅野澪子：精神疾患患者（急性期）とのコミュニケーション、ナーシングカレッジ、7（20）：63〜68、2003
11) 中村伸枝ほか：学童期患児とのコミュニケーション、ナーシングカレッジ、7（21）：63〜68、2003
12) 片野裕美：喪失を経た患者とのコミュニケーション、ナーシングカレッジ、8（1）：63〜68、2004
13) 小泉智恵子：脳・神経疾患患者とのコミュニケーション、ナーシングカレッジ、8（3）：63〜68、2004
14) 河口てる子、松田悦子：糖尿病患者とのコミュニケーション、ナーシングカレッジ、8（4）：63〜68、2004
15) 青木きよ子、小出里美、森本美砂子：呼吸器疾患患者とのコミュニケーション、ナーシングカレッジ、8（5）：63〜68、2004
16) 服部さゆり、森本美砂子：乳児期患児とのコミュニケーション、ナーシングカレッジ、8（6）：78〜83、2004
17) 本間千代子、森本美砂子：消化器疾患患者とのコミュニケーション、ナーシングカレッジ、8（7）：74〜79、2004
18) 川村佐和子ほか：在宅で療養する患者とのコミュニケーション、ナーシングカレッジ、8（8）：76〜81、2004
19) 水戸優子＊、森本美砂子：リハビリテーション患者とのコミュニケーション、ナーシングカレッジ、8（9）：76〜81、2004
20) 森美由紀、浅賀清美、森本美砂子：腎・泌尿器疾患患者とのコミュニケーション、ナーシングカレッジ、8（10）：76〜81、2004
21) 佐々木裕子、森本美砂子：妊産褥婦とのコミュニケーション、ナーシングカレッジ、8（11）：76〜81、2004
22) 松崎久美子、中原るり子、森本美砂子：精神疾患患者とのコミュニケーション、ナーシングカレッジ、8（3）：76〜81、2004
23) 水戸美津子、林美鳥、森本美砂子：老年患者とのコミュニケーション、ナーシングカレッジ、8（14）：76〜81、2004
24) 平井和恵、森本美砂子：血液疾患患者とのコミュニケーション、ナーシングカレッジ、9（1）：76〜81、2005
25) 井上マユミ、森本美砂子：循環器疾患患者とのコミュニケーション、ナーシングカレッジ、9（2）：76〜81、2005
26) 筑後幸恵、森本美砂子：脳神経疾患患者とのコミュニケーション、ナーシングカレッジ、9（3）：76〜81、2005
27) 松崎有子：NCスペシャル 臨地実習で困らないための患者とのコミュニケーションを身につけよう、医学芸術社、2003
28) 川野雅資編：Nursing Mook19 実践に生かす看護コミュニケーション、学習研究社、2003
29) 川野雅資著：傾聴とカウンセリング、関西看護出版、2004
30) 町田いづみ：改訂医療コミュニケーション入門、星和書店、2013
31) 三島徳雄、新小田春美編著：看護に活かす積極的傾聴法、メディカ出版、2003
32) 竹村節子、横井和美監修：リスクを防ぐ臨床看護ガイダンス、医学芸術社、2005
33) 横井和美編：看護過程の展開に沿った実習記録の書き方とポイント、サイオ出版、2018
34) 上田敏：リハビリテーションを考える、青木書店、2001
35) 柏木哲夫：ターミナルケアとホスピス、大阪大学出版会、2001
36) 福島雅典監：がん化学療法と患者ケア 改訂版 第2版、医学芸術社、2005
37) 松下正明、金川克子監：個別性を重視した痴呆性高齢者のケア、医学芸術社、2004
38) 松下正明、鎌田ケイ子：痴呆性高齢者の在宅ケア、医学芸術社、2003
39) 五島シズ、水野陽子：痴呆性老人の看護、医学書院、1998
40) 松崎有子：知られざる高次脳機能障害 - その理解と支援のために、せせらぎ出版、2002
41) 高室昌一郎他：ニューワークブック精神看護、医学芸術社、2005
42) 武井麻子ほか：系統看護学講座、専門分野Ⅱ、精神看護学1、第5版、医学書院、2017
43) 岩﨑弥生、渡邉博幸編：新体系看護学全書2、精神看護学、精神障害をもつ人の看護、メヂカルフレンド社、2016
44) 金子道夫、石井八重子監：看護学臨地実習ガイダンス3、医学芸術社、1998
45) 奈良間美保ほか：系統看護学講座、専門分野Ⅱ、小児看護学1、第13版、医学書院、2015
46) 内山聖監：標準小児看護学、第8版、医学書院、2013
47) 天賀谷隆ほか：新看護学15 精神看護、第4版、医学書院、2019
48) 病児の遊びと生活を考える会編：入院児のための遊びとおもちゃ、中央法規出版、1999
49) 濱崎勲重編：困ったときの周産期看護、医学書院、2002
50) 道又元裕編：新 人工呼吸ケアのすべてがわかる本、照林社、2014
51) 毛束真知子：絵でわかる言語障害、第2版、学研メディカル秀潤社、2013

索 引

◆あ
相づち……………………………………… 12
遊び………………………………… 106, 109, 111
言い換え…………………………………… 12
怒り………………………………………… 41
育児不安…………………………………… 119
いじめ……………………………………… 107
依存………………………………………… 54
1日の摂取エネルギー量…………………… 29
意味記憶…………………………………… 77
インスリン………………………………… 25
インスリン注射…………………………… 33
ウェルニッケ失語症………………… 77, 129
うつ状態…………………………………… 92
運動療法…………………………………… 26
エピソード記憶…………………………… 77
エリクソン………………………………… 95
遠隔記憶…………………………………… 76
塩分（ナトリウム）の制限……………… 30
おもちゃ…………………………………… 111

◆か
解決への努力期……………………… 52, 55
化学療法…………………………………… 43
価値の転換…………………………… 55, 56
過用症候…………………………………… 53
感音難聴…………………………………… 128
緩和医療…………………………………… 72
緩和ケア…………………………………… 72
記憶障害…………………………………… 76
危機モデル…………………………… 31, 38
帰宅欲求…………………………………… 83
基本的信頼………………………………… 95
逆行………………………………………… 55
キューブラー・ロス……………………… 41
共感………………………………………… 9, 13
共感的理解………………………………… 13
近時記憶…………………………………… 76
勤勉性……………………………………… 95
筋力回復期………………………………… 45
繰り返し…………………………………… 13
傾聴………………………………………… 9, 13
血液透析…………………………………… 33
幻覚………………………………………… 93
言語障害…………………………………… 129
言語的コミュニケーション・スキル…… 12
言語療法…………………………………… 53
幻視………………………………………… 93
幻聴………………………………………… 93

抗うつ薬
抗うつ薬…………………………………… 97
構音障害…………………………………… 129
業罪妄想…………………………………… 93
抗精神病薬………………………………… 97
向精神薬…………………………………… 97
光線療法……………………………… 122, 123
抗不安薬…………………………………… 97
告知…………………………………… 40, 42
個人情報…………………………………… 20
個人情報保護法…………………………… 20
言葉遣い…………………………………… 10
コミュニケーション・スキル…………… 8
混合難聴…………………………………… 128
混乱期………………………………… 52, 54, 60

◆さ
作業療法…………………………………… 53
錯語………………………………………… 77
三大栄養素………………………………… 29
ジェスチャー……………………………… 130
視覚障害…………………………………… 126
自我同一性獲得…………………………… 95
自己注射…………………………………… 31
脂質代謝…………………………………… 25
思春期……………………………………… 104
自尊感情…………………………………… 85
自尊心……………………………………… 79
失行症……………………………………… 77
失語症…………………………… 77, 129, 130
嫉妬妄想…………………………………… 93
失認症……………………………………… 78
している ADL……………………………… 57
児童期……………………………………… 104
死にゆく人の心理プロセス……………… 41
児の異常…………………………………… 120
自発性……………………………………… 95
自閉状態…………………………………… 94
死への不安・恐怖………………………… 66
脂肪蓄積期………………………………… 45
収集癖……………………………………… 83
終末期……………………………………… 64
術後の心理プロセス……………………… 45
受容…………………………………… 41, 52
受容期………………………………… 52, 57
障害………………………………………… 52
傷害期……………………………………… 45
衝撃…………………………………… 31, 38
承認…………………………………… 32, 38
情報収集…………………………………… 18

食事療法	24	尿失禁	81
ショック期	52	妊娠経過	118
自律性	95	認知症	76
心気妄想	93	認知障害	77
親密性	95	盗み食い	27
遂行機能障害	78	ねぎらい	71
水分の制限	30		
ストーマ	48	◆は	
生活活動強度	29	徘徊	83
生活指導	24, 28	発達課題	95
生殖性	95	発達段階	102
精神症状	92	反映	13
生への希望	67	被害妄想	90, 93
生理的黄疸	123	非言語的コミュニケーション・スキル	10, 66
世代性	95	筆談	128
早期離床	46	被毒妄想	93
躁状態	92	否認	41
		否認期	52, 60
◆た		標準体重	29
第一次反抗期	103	開かれた質問	12
体感幻覚	93	不安	39
第二次反抗期	105	フィードバック	13
タッチング	11	フィンク	31
短期記憶	76	フェイス・スケール	65
タンパク質の制限	30	不均衡症候群	36
タンパク質代謝	25	ブローカー失語症	77, 129
注察妄想	93	分娩	118
聴力障害	128	変換期	45
陳述記憶	77	防御的退行	32, 38
沈黙	11	ボディ・イメージの変化	43, 45, 47
追跡妄想	93		
適応	33, 38	◆ま	
できるADL	57	マタニティブルー	121
手続き記憶	76	マナー	9
伝音難聴	128	無為状態	94
統合失調症	98	妄想	93
統合性	95		
透析導入期	36	◆や	
糖代謝	25	幼児期	103
閉ざされた質問	12	要約	13
取り引き	41	抑うつ	41
		予後不良	46
◆な			
喃語	102	◆ら	
難聴	128	理学療法	53
二語文	103	ロール・プレイング	15
乳がん	43		
乳児期	102		
乳房ケア	121		

もう実習で困らない！
患者とのコミュニケーション
押さえておきたい基本と患者の個別性に合った応対術

執　筆	松崎有子(まつざきゆうこ)
発行人	中村雅彦
発行所	株式会社サイオ出版
	〒101-0054
	東京都千代田区神田錦町 3-6　錦町スクウェアビル 7 階
	TEL 03-3518-9434　FAX 03-3518-9435
	http://www.scio-pub.co.jp
カバーデザイン	Anjelico
カバーイラスト	井出三佐雄
DTP	株式会社メデューム
本文イラスト	井出三佐雄
印刷・製本	株式会社朝陽会

2019 年 12 月 5 日　第 1 版第 1 刷発行　　ISBN 978-4-907176-86-0　　Ⓒ Scio Publishers Inc.

●ショメイ：モウジッシュウデコマラナイ！　カンジャトノコミュニケーション

乱丁本、落丁本はお取り替えします。

本書の無断転載、複製、頒布、公衆送信、翻訳、翻案などを禁じます。本書に掲載する著作物の複製権、翻訳権、上映権、譲渡権、公衆送信権、通信可能化権は、株式会社サイオ出版が管理します。本書を代行業者など第三者に依頼し、スキャニングやデジタル化することは、個人や家庭内利用であっても、著作権上、認められておりません。

JCOPY　＜(社)出版者著作権管理機構　委託出版物＞

本書の無断複写は著作権法上での例外を除き禁じられています。複写される場合は、そのつど事前に、(社)出版者著作権管理機構(電話 03-5244-5088、FAX 03-5244-5089、e-mail: info@jcopy.or.jp)の許諾を得てください。